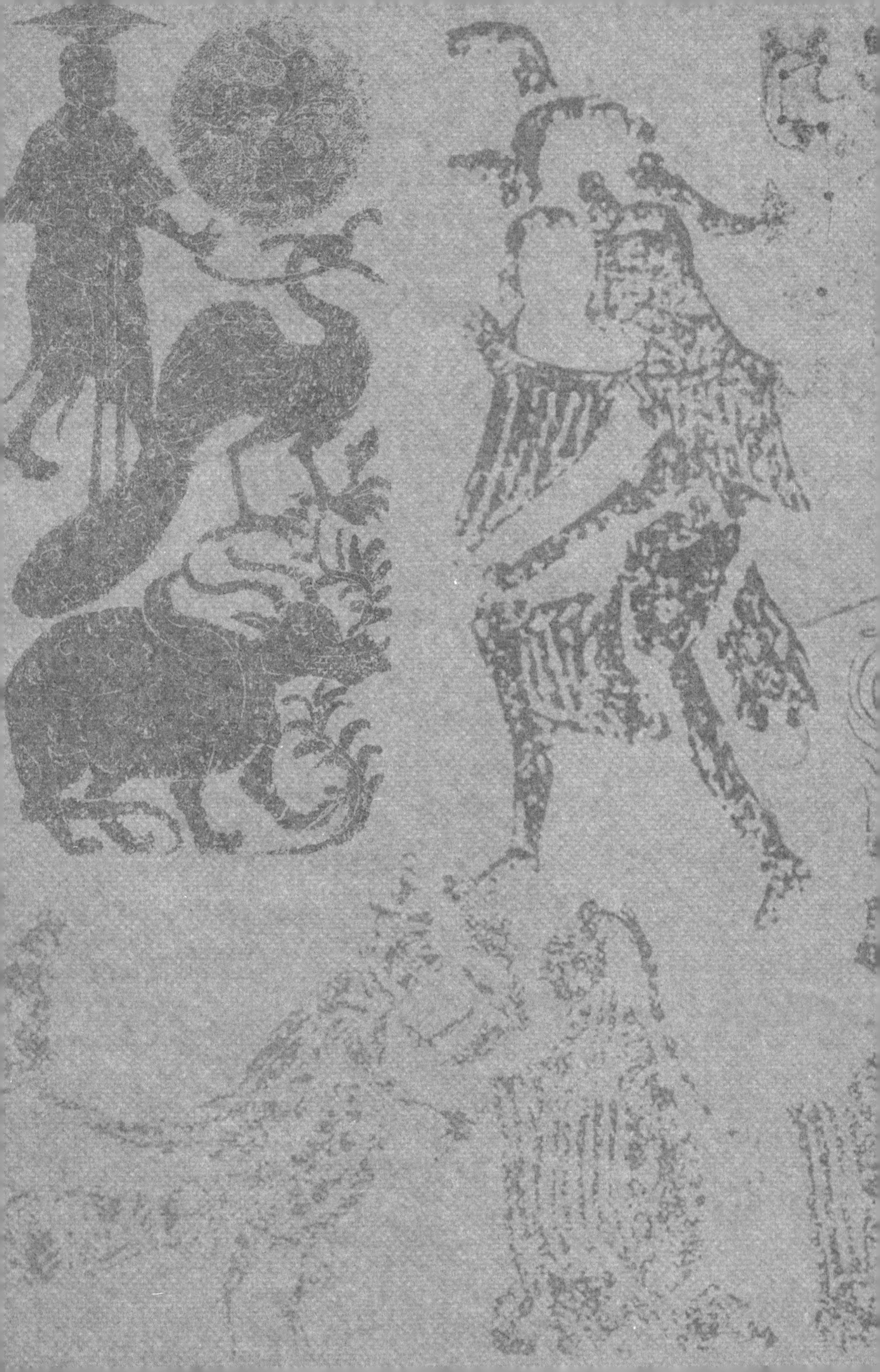

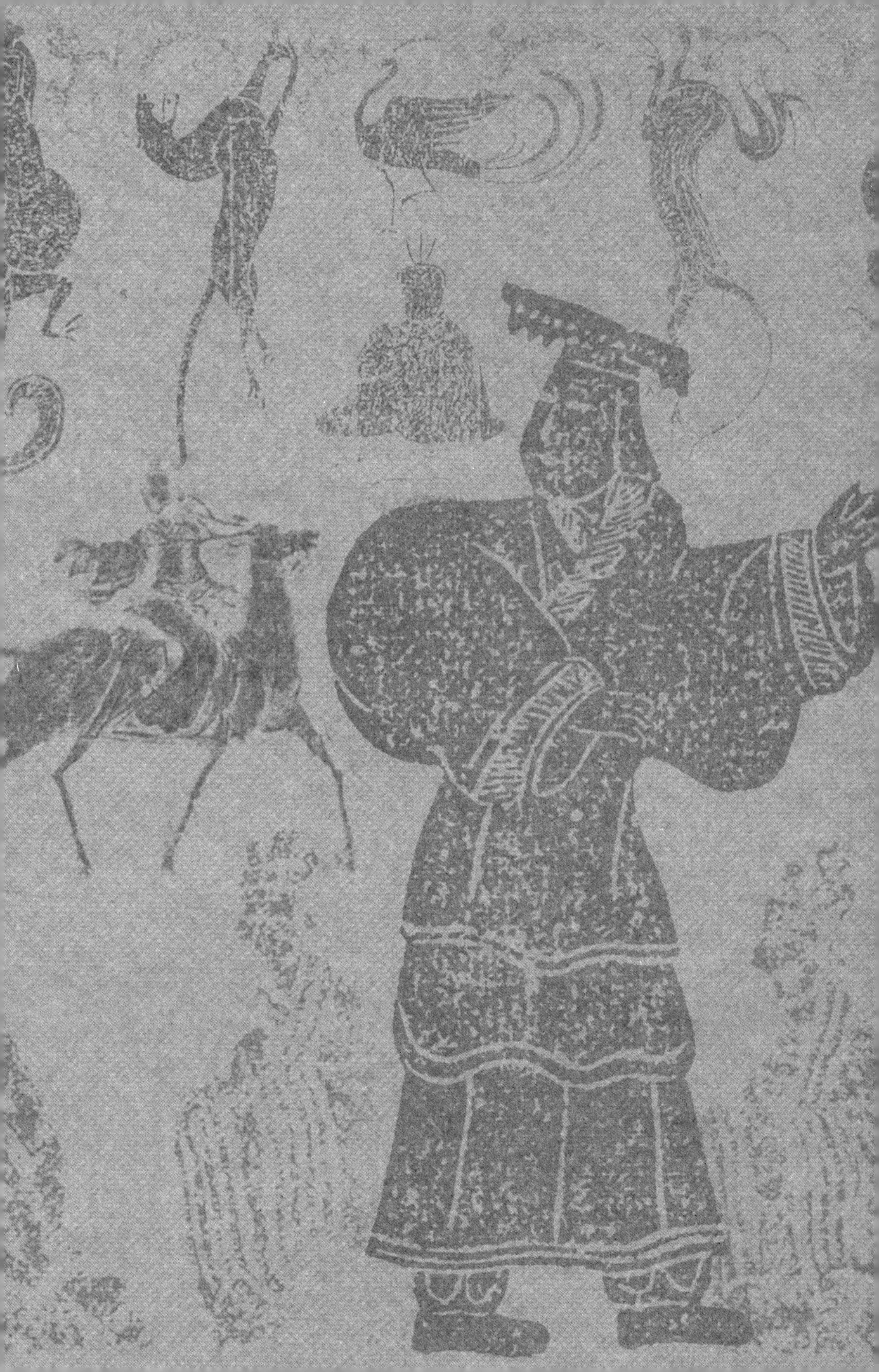

中国古医籍整理丛书

丁授堂先生医案

清·丁授堂　撰

毕丽娟　校注

中国中医药出版社

·北　京·

图书在版编目（CIP）数据

丁授堂先生医案/（清）丁授堂撰；毕丽娟校注．—北京：中国中医药出版社，2015.12

（中国古医籍整理丛书）

ISBN 978-7-5132-2867-1

Ⅰ.①丁…　Ⅱ.①丁…　②毕…　Ⅲ.①医案-汇编-中国-清代　Ⅳ.①R249.49

中国版本图书馆CIP数据核字（2015）第261904号

中 国 中 医 药 出 版 社 出 版
北京市朝阳区北三环东路28号易亨大厦16层
邮政编码　100013
传真　010 64405750
三河市鑫金马印装有限公司印刷
各地新华书店经销
*
开本 710×1000　1/16　印张 12.5　字数 72 千字
2015年12月第1版　2015年12月第1次印刷
书　号　ISBN 978-7-5132-2867-1
*
定价　25.00元
网址　www.cptcm.com

社长热线　010 64405720
购书热线　010 64065415　010 64065413
微信服务号　zgzyycbs
书店网址　csln.net/qksd/
官方微博　http://e.weibo.com/cptcm
淘宝天猫网址　http://zgzyycbs.tmall.com

国家中医药管理局
中医药古籍保护与利用能力建设项目
组织工作委员会

主　任　委　员　王国强

副 主 任 委 员　王志勇　李大宁

执行主任委员　曹洪欣　苏钢强　王国辰　欧阳兵

执行副主任委员　李　昱　武　东　李秀明　张成博

委　　　　　员

各省市项目组分管领导和主要专家

（山东省）武继彪　欧阳兵　张成博　贾青顺

（江苏省）吴勉华　周仲瑛　段金廒　胡　烈

（上海市）张怀琼　季　光　严世芸　段逸山

（福建省）阮诗玮　陈立典　李灿东　纪立金

（浙江省）徐伟伟　范永升　柴可群　盛增秀

（陕西省）黄立勋　呼　燕　魏少阳　苏荣彪

（河南省）夏祖昌　刘文第　韩新峰　许敬生

（辽宁省）杨关林　康廷国　石　岩　李德新

（四川省）杨殿兴　梁繁荣　余曙光　张　毅

各项目组负责人

王振国（山东省）　王旭东（江苏省）　张如青（上海市）

李灿东（福建省）　陈勇毅（浙江省）　焦振廉（陕西省）

蔡永敏（河南省）　鞠宝兆（辽宁省）　和中浚（四川省）

项目专家组

顾　问　马继兴　张灿玾　李经纬

组　长　余瀛鳌

成　员　李致忠　钱超尘　段逸山　严世芸　鲁兆麟
郑金生　林端宜　欧阳兵　高文柱　柳长华
王振国　王旭东　崔　蒙　严季澜　黄龙祥
陈勇毅　张志清

项目办公室（组织工作委员会办公室）

主　任　王振国　王思成

副主任　王振宇　刘群峰　陈榕虎　杨振宁　朱毓梅
刘更生　华中健

成　员　陈丽娜　邱　岳　王　庆　王　鹏　王春燕
郭瑞华　宋咏梅　周　扬　范　磊　张永泰
罗海鹰　王　爽　王　捷　贺晓路　熊智波

秘　书　张丰聪

前 言

中医药古籍是传承中华优秀文化的重要载体，也是中医学传承数千年的知识宝库，凝聚着中华民族特有的精神价值、思维方法、生命理论和医疗经验，不仅对于传承中医学术具有重要的历史价值，更是现代中医药科技创新和学术进步的源头和根基。保护和利用好中医药古籍，是弘扬中国优秀传统文化、传承中医学术的必由之路，事关中医药事业发展全局。

1949 年以来，在政府的大力支持和推动下，开展了系统的中医药古籍整理研究。1958 年，国务院科学规划委员会古籍整理出版规划小组在北京成立，负责指导全国的古籍整理出版工作。1982 年，国务院古籍整理出版规划小组召开全国古籍整理出版规划会议，制定了《古籍整理出版规划（1982—1990）》，卫生部先后下达了两批 200 余种中医古籍整理任务，掀起了中医古籍整理研究的新高潮，对中医文化与学术的弘扬、传承和发展，发挥了极其重要的作用，产生了不可估量的深远影响。

2007 年《国务院办公厅关于进一步加强古籍保护工作的意见》明确提出进一步加强古籍整理、出版和研究利用，以及

“保护为主、抢救第一、合理利用、加强管理”的方针。2009年《国务院关于扶持和促进中医药事业发展的若干意见》指出，要“开展中医药古籍普查登记，建立综合信息数据库和珍贵古籍名录，加强整理、出版、研究和利用”。《中医药创新发展规划纲要（2006—2020）》强调继承与创新并重，推动中医药传承与创新发展。

2003～2010年，国家财政多次立项支持中国中医科学院开展针对性中医药古籍抢救保护工作，在中国中医科学院图书馆设立全国唯一的行业古籍保护中心，影印抢救濒危珍本、孤本中医古籍1640余种；整理发布《中国中医古籍总目》；遴选351种孤本收入《中医古籍孤本大全》影印出版；开展了海外中医古籍目录调研和孤本回归工作，收集了11个国家和2个地区137个图书馆的240余种书目，基本摸清流失海外的中医古籍现状，确定国内失传的中医药古籍共有220种，复制出版海外所藏中医药古籍133种。2010年，国家财政部、国家中医药管理局设立“中医药古籍保护与利用能力建设项目”，资助整理400余种中医药古籍，并着眼于加强中医药古籍保护和研究机构建设，培养中医古籍整理研究的后备人才，全面提高中医药古籍保护与利用能力。

在此，国家中医药管理局成立了中医药古籍保护和利用专家组和项目办公室，专家组负责项目指导、咨询、质量把关，项目办公室负责实施过程的统筹协调。专家组成员对古籍整理研究具有丰富的经验，有的专家从事古籍整理研究长达70余年，深知中医药古籍整理研究的重要性、艰巨性与复杂性，履行职责认真务实。专家组从书目确定、版本选择、点校、注释等各方面，为项目实施提供了强有力的专业指导。老一辈专家的学术水平和智慧，是项目成功的重要保证。项目承担单位山东中医药大学、南京中医药大学、上海中医药大学、福建中医药大学、浙江省中医药研究院、陕西省中医药研究院、河南省中医药研究院、辽宁中医药大学、成都中医药大学及所在省市中医药管理部门精心组织，充分发挥区域间互补协作的优势，并得到承担项目出版工作的中国中医药出版社大力配合，全面推进中医药古籍保护与利用网络体系的构建和人才队伍建设，使一批有志于中医学术传承与古籍整理工作的人才凝聚在一起，研究队伍日益壮大，研究水平不断提高。

本着"抢救、保护、发掘、利用"的理念，该项目重点选择近60年未曾出版的重要古医籍，综合考虑所选古籍的保护价值、学术价值和实用价值。400余种中医药古籍涵盖了医经、基础理论、诊法、伤寒金匮、温病、本草、方书、内科、外科、女科、儿科、伤科、眼科、咽喉口齿、针灸推拿、养生、医案医话医论、医史、临证综合等门类，跨越唐、宋、金元、明以迄清末。全部古籍均按照项目办公室组织完成的行业标准《中医古籍整理规范》及《中医药古籍整理细则》进行整理校注，绝大多数中医药古籍是第一次校注出版，一批孤本、稿本、抄本更是首次整理面世。对一些重要学术问题的研究成果，则集中收录于各书的"校注说明"或"校注后记"中。

"既出书又出人"是本项目追求的目标。近年来，中医药古籍整理工作形势严峻，老一辈逐渐退出，新一代普遍存在整理研究古籍的经验不足、专业思想不坚定等问题，使中医古籍整理面临人才流失严重、青黄不接的局面。通过本项目实施，搭建平台，完善机制，培养队伍，提升能力，经过近5年的建设，锻炼了一批优秀人才，老中青三代齐聚一堂，有效地稳定了研究队伍，为中医药古籍整理工作的开展和中医文化与学术的传承提供必备的知识和人才储备。

本项目的实施与《中国古医籍整理丛书》的出版，对于加强中医药古籍文献研究队伍建设、建立古籍研究平台，提高古籍整理水平均具有积极的推动作用，对弘扬我国优秀传统文化，推进中医药继承创新，进一步发挥中医药服务民众的养生保健与防病治病作用将产生深远影响。

第九届、第十届全国人大常委会副委员长许嘉璐先生，国家卫生计生委副主任、国家中医药管理局局长、中华中医药学会会长王国强先生，我国著名医史文献专家、中国中医科学院马继兴先生在百忙之中为丛书作序，我们深表敬意和感谢。

由于参与校注整理工作的人员较多，水平不一，诸多方面尚未臻完善，希望专家、读者不吝赐教。

国家中医药管理局中医药古籍保护与利用能力建设项目办公室

二〇一四年十二月

许序

“中医”之名立，迄今不逾百年，所以冠以“中”字者，以别于“洋”与“西”也。慎思之，明辨之，斯名之出，无奈耳，或亦时人不甘泯没而特标其犹在之举也。

前此，祖传医术（今世方称为“学”）绵延数千载，救民无数；华夏屡遭时疫，皆仰之以度困厄。中华民族之未如印第安遭染殖民者所携疾病而族灭者，中医之功也。

医兴则国兴，国强则医强。百年运衰，岂但国土肢解，五千年文明亦不得全，非遭泯灭，即蒙冤扭曲。西方医学以其捷便速效，始则为传教之利器，继则以“科学”之冕畅行于中华。中医虽为内外所夹击，斥之为蒙昧，为伪医，然四亿同胞衣食不保，得获西医之益者甚寡，中医犹为人民之所赖。虽然，中国医学日益陵替，乃不可免，势使之然也。呜呼！覆巢之下安有完卵？

嗣后，国家新生，中医旋即得以重振，与西医并举，探寻结合之路。今也，中华诸多文化，自民俗、礼仪、工艺、戏曲、历史、文学，以至伦理、信仰，皆渐复起，中国医学之兴乃属必然。

迄今中医犹为国家医疗系统之辅，城市尤甚。何哉？盖一则西医赖声、光、电技术而于20世纪发展极速，中医则难见其进。二则国人惊羡西医之“立竿见影”，遂以为其事事胜于中医。然西医已自觉将入绝境：其若干医法正负效应相若，甚或负远逾于正；研究医理者，渐知人乃一整体，心、身非如中世纪所认定为二对立物，且人体亦非宇宙之中心，仅为其一小单位，与宇宙万象万物息息相关。认识至此，其已向中国医学之理念“靠拢”矣，虽彼未必知中国医学何如也。唯其不知中国医理何如，纯由其实践而有所悟，益以证中国之认识人体不为伪，亦不为玄虚。然国人知此趋向者，几人？

国医欲再现宋明清高峰，成国中主流医学，则一须继承，一须创新。继承则必深研原典，激清汰浊，复吸纳西医及我藏、蒙、维、回、苗、彝诸民族医术之精华；创新之道，在于今之科技，既用其器，亦参照其道，反思己之医理，审问之，笃行之，深化之，普及之，于普及中认知人体及环境古今之异，以建成当代国医理论。欲达于斯境，或需百年欤？予恐西医既已醒悟，若加力吸收中医精粹，促中医西医深度结合，形成21世纪之新医学，届时“制高点”将在何方？国人于此转折之机，能不忧虑而奋力乎？

予所谓深研之原典，非指一二习见之书、千古权威之作；就医界整体言之，所传所承自应为医籍之全部。盖后世名医所著，乃其秉诸前人所述，总结终生行医用药经验所得，自当已成今世、后世之要籍。

盛世修典，信然。盖典籍得修，方可言传言承。虽前此50余载已启医籍整理、出版之役，惜旋即中辍。阅20载再兴整理、出版之潮，世所罕见之要籍千余部陆续问世，洋洋大观。

今复有“中医药古籍保护与利用能力建设”之工程，集九省市专家，历经五载，董理出版自唐迄清医籍，都400余种，凡中医之基础医理、伤寒、温病及各科诊治、医案医话、推拿本草，俱涵盖之。

噫！璐既知此，能不胜其悦乎？汇集刻印医籍，自古有之，然孰与今世之盛且精也！自今而后，中国医家及患者，得览斯典，当于前人益敬而畏之矣。中华民族之屡经灾难而益蕃，乃至未来之永续，端赖之也，自今以往岂可不后出转精乎？典籍既蜂出矣，余则有望于来者。

谨序。

第九届、十届全国人大常委会副委员长

许嘉璐

二〇一四年冬

王 序

中医学是中华民族在长期生产生活实践中，在与疾病作斗争中逐步形成并不断丰富发展的医学科学，是中国古代科学的瑰宝，为中华民族的繁衍昌盛作出了巨大贡献，对世界文明进步产生了积极影响。时至今日，中医学作为我国医学的特色和重要医药卫生资源，与西医学相互补充、相互促进、协调发展，共同担负着维护和促进人民健康的任务，已成为我国医药卫生事业的重要特征和显著优势。

中医药古籍在存世的中华古籍中占有相当重要的比重，不仅是中医学术传承数千年最为重要的知识载体，也是中医为中华民族繁衍昌盛发挥重要作用的历史见证。中医药典籍不仅承载着中医的学术经验，而且蕴含着中华民族优秀的思想文化，凝聚着中华民族的聪明智慧，是祖先留给我们的宝贵物质财富和精神财富。加强对中医药古籍的保护与利用，既是中医学发展的需要，也是传承中华文化的迫切要求，更是历史赋予我们的责任。

2010 年，国家中医药管理局启动了中医药古籍保护与利用能力建设项目。这既是传承中医药的重要工程，也是弘扬优秀民族文化的重要举措，不仅能够全面推进中医药的有效继承和创新发展，为维护人民健康做出贡献，也能够彰显中华民族的璀璨文化，为实现中华民族伟大复兴的中国梦作出贡献。

相信这项工作一定能造福当今，嘉惠后世，福泽绵长。

国家卫生与计划生育委员会副主任

国家中医药管理局局长

中华中医药学会会长

王国强

二〇一四年十二月

马序

新中国成立以来，党和国家高度重视中医药事业发展，重视古籍的保护、整理和研究工作。自1958年始，国务院先后成立了三届古籍整理出版规划小组，分别由齐燕铭、李一氓、匡亚明担任组长，主持制订了《整理和出版古籍十年规划（1962—1972）》《古籍整理出版规划（1982—1990）》《中国古籍整理出版十年规划和“八五”计划（1991—2000）》等，而第三次规划中医药古籍整理即纳入其中。1982年9月，卫生部下发《1982—1990年中医古籍整理出版规划》，1983年1月，中医古籍整理出版办公室正式成立，保证了中医古籍整理出版规划的实施。2002年2月，《国家古籍整理出版“十五”（2001—2005）重点规划》经新闻出版署和全国古籍整理出版规划领导小组批准，颁布实施。其后，又陆续制定了国家古籍整理出版“十一五”和“十二五”重点规划。国家财政多次立项支持中国中医科学院开展针对性中医药古籍抢救保护工作，文化部在中国中医科学院图书馆专门设立全国唯一的行业古籍保护中心，国家先后投入中医药古籍保护专项经费超过3000万元，影印抢救濒危珍、善、孤本中医古籍1640余种，开展了海外中医古籍目录调研和孤本回归工作。2010年，国家财政部、国家中医药管理局安排国家公共卫生专项资金，设立了“中医药古籍保护与利用能力建设项目”，这是继1982～1986年第一批、第二批重要中医药古籍整理之后的又一次大规模古籍整理工程，重点整理新中国成立后未曾出版的重要古籍，目标是形成并普及规范的通行本、传世本。

为保证项目的顺利实施，项目组特别成立了专家组，承担咨询和技术指导，以及古籍出版之前的审定工作。专家组中的许多成员虽逾古稀之年，但老骥伏枥，孜孜不倦，不仅对项目进行宏观指导和质量把关，更重要的是通过古籍整理，以老带新，言传身教，培养一批中医药古籍整理研究的后备人才，促进了中医药古籍保护和研究机构建设，全面提升了我国中医药古籍保护与利用能力。

作为项目组顾问之一，我深感中医药古籍保护、抢救与整理工作的重要性和紧迫性，也深知传承中医药古籍整理经验任重而道远。令人欣慰的是，在项目实施过程中，我看到了老中青三代的紧密衔接，看到了大家的坚持和努力，看到了年轻一代的成长。相信中医药古籍整理工作的将来会越来越好，中医药学的发展会越来越好。

欣喜之余，以是为序。

中国中医科学院研究员

马继兴

二〇一四年十二月

校注说明

《丁授堂先生医案》为清代丁授堂撰，约成书于光绪二十六年（1900）。丁授堂，桐乡乌镇人，具体生卒年代不可考，为清代医僧逸舲上人弟子。逸舲上人与张梦庐、吴古年被誉为“西吴三杰”“浙西三大家”。丁授堂精通内科，尤擅儿科，对于痘症的治疗最为拿手。据《乌青镇志》，“丁授堂先生晚年失明，能以手扪痘知痘之险夷，小儿求诊者医室常满”。沈梅清为其弟子，但精内科，不以儿医科名。

《丁授堂先生医案》现藏于中华医学会上海分会图书馆，抄本，共3卷。封面及内封均写有“丁授堂先生医案”，无署名，前后无序跋。正文有印章，版面为单鱼尾，朱丝栏，一页十行，每行26~28个字，朱笔作标记。各案之名均在框外之上白口。该抄本为孤本，因此本次校注以自身前后对校、他校为主。

此次校注遵循如下原则：

1. 简体字横排，并加标点。

2. 底本无目录，仅有序号、病证名。为了便于读者阅读，此次校注将各案依原序号及病证名整理归纳成目录，置于正文前。其中的二诊、三诊等医案并入初诊医案，原序号依次顺改。

3. 底本中因抄写致误的明显错别字，予以径改，不出校。

4. 底本中的异体字、俗字及古字，予以径改，不出校。

5. 底本中药名简写如“牛夕”“石羔”“玉金”等，统一改为规范药名。

6. 底本中个别冷僻字词加以注音和解释。

目　录

第一卷

第二卷

第三卷

第一卷

一、肾弱

阴虚于下，阳浮于上，载血妄行。去夏入秋，频频咯血，由渐肌消身热，寝汗溱溱，稍遇劳动，气喘心悸。诊脉两尺极弱，不甚应指，余四部细弦动数。诸如等证，显属肾真大亏，失司藏纳。病归根蒂，乃损怯一途，亟宜宁神静养，尚可带病延年。拟用左归饮出入，以摄纳肾真。

左归饮：熟地、萸肉、杞子、菟丝子、鹿角胶、龟版胶、牛膝、茯苓。

二、乳疳

乳水不佳，谷食早进，脾胃不胜健运，酿蒸积滞积郁，久久亦能化热。由是身热不离体，腹笥[①]膨然，鼓之鼟鼟[②]有声，四肢瘪瘦，面乏华色，乃疳症也。治以分消。

三、风温

风温属无形之气，郁蒸于肺，潜酿有形之痰。浊气互结，肺失清肃，逆令咳呛阵作。舌腻脉滑。治法不越清肺化痰。

---

① 腹笥：典出《后汉书·文苑列传》："腹便便，五经笥。"原意学识丰富，此处指脘腹。

② 鼟（kōng 空）：象声词，鼓声或中空物体的叩击声。

四、赤白痢

暑湿热三气内蕴，胶结肠腑而为痢疾。首先蒸伤气分，清浊混淆，仅下白澼，继复迫及营络，血溢络分，逆成血痢。昼夜之间，约有六七十度。痢症初起，亦不为多。所谓有滞必下，肠中滞浊一清，清者自升，浊者自降，饮食精华自能化五液而秘糟粕，如胶似漆之物自可渐瘳。近来痢中竟带粪渣，随后痢次渐稀，自似向安之意。诊得脉象左部小弦，右寸关倍大倍滑。右部之倍大倍滑者，良由肠腑暑热浊邪犹胶结未清耳。肠中气滞致欲便下重里急，胃腑气混致纳食鲜[①]味也。视舌本色正绛，根苔黄腻，亦是浊邪未清明验。调剂之法，当以苦泄辛通为宗旨，以浊邪得辛则走，热气得苦则降也。仲圣谓热痢下重者，以白头翁汤主之。兹遵其法，再复楂肉、木香通泄之品。方中参入贯众一味者，因今年夏令酷热，河水旱涸，水味恶劣，未免略有水毒耳。

白头翁汤：白头翁、秦皮、黄连、黄柏。

五、血澼

暑湿热三气胶结肠腑，腑气滞窒，欲便不畅，阴络蒸伤，时带血澼。据述所下粪渣或溏黄，或水液，或缁晦，或如酱色，错杂不一。此欲痢未痢之候，当从其未定之际，治以苦辛通泄，勿使竟成肠澼。

---

① 鲜（xiǎn 显）：少。

六、热瘵阴虚火燃

望七大年[1]，暑邪病热，缠绵许久，阴液焉有不受摧残？液属水类，阴虚则少阴君火、少阳相火，焰不肯降，此《内经》所谓“一水不能胜二火”[2] 是也。心君火燃，舌疳舌苦竟不平返，以舌为心之苗也。相火化风，上走空窍，目眩不耐起坐，耳鸣宛如蛙聒。即夜寐之不恬，左躯之不着，何一非心肝两脏之恙？以心主藏神，肝属乙木，位居东方，在人身偏于左畔也。二火内燃，胃津肠液亦不免潜受销烁，由是纳食尚乏鲜美，大便必数日一行也。诊脉尺细弱，左关觉弦，左寸欠敛，右关略大，与病情颇相暗合，当以滋柔之剂调之。大凡年高剧病之后，每每神疲力软，倘任其长卧，竟有促成老熟之景象。此后如遇风和日暖，可令仆人开窗启帏，纳天地舒畅之气，渐渐学趺坐[3]，学站立，学扶行，使周身百部得以流通，自能行动如常，兴居[4]复旧也。

七、晚发

炎天伏暑，邪匿已非旦夕。夏令毛窍疏泄，不觉其为病，深秋天气收肃，邪无藏遁，病斯发矣，此《经脉篇》

---

① 望七大年：接近七十岁。望，此处为近，接近之意。

② 一水不能胜二火：语出《素问·逆调论》。

③ 趺（fū）坐：佛教徒盘腿端坐的姿势。

④ 兴居：指日常生活。犹言起居。

名之曰“秋后晚发”[①]。月之望日[②]，起自寒凛，继乃纯热，迄今已历一候[③]。曾已滂沱大汗，而邪仍不化，要知伏气属里，邪不从外解。调治之法，当究三焦，邪伏何地，认症的确，然后调治之，自可中鹄。询知脘痞气逆，夜不恬寐，合目则梦魂缭绕，上焦膈肺症也；口渴纳废，呕恶勃勃，中焦腑胃证也；溲便短赤，下焦膀胱水腑证也。既现三焦之症，当从上、中、下三焦辛凉透泄。诊脉尺弱，寸关滑数，左部更大。热才数日，舌色光绛已有镜面之状，此乃阴气虚于未病之先，用药不可过于峻利，仿河间先生法。大约此症，旬日以后必得膺腹白疹沛发[④]，然后松耶。

二诊：

三投凉透，肤腠得溱溱汗泄，夜寐稍恬适，尚不足喜。可喜者，抚膺脘胁腹磊磊碍手，此乃白疹也。白疹一症，历考古书，罕有明论。惟本朝屠彝尊[⑤]、叶香岩[⑥]二公立有专条，谓内伏暑湿之邪，欲从上焦气分寻隙而泄，乃邪之出路。既有出路，何必踌躇辗转耶？今日天气颇凉爽，平人须拥被而卧，视床头仅覆薄衾，仅穿单衣，病者

---

① 秋后晚发：《灵枢·经脉》未见此文。

② 望日：农历每月十五日。

③ 一候：五日为一候。

④ 沛发：大量涌出。

⑤ 屠彝尊：屠晙，字彝尊，浙江南浔人，清代医家。有《论白痦》一篇载于《陆氏三世医验》。

⑥ 叶香岩：叶桂，字天士，号香岩，清代医家，著有《外感温热篇》《临证指南医案》等。

尤嫌热极。据述身热之势，忽起忽平，汗出不彻，此名潮热。忆长沙太守张仲景先圣《伤寒论》谓：阳明为病，不恶寒，反恶热。又曰：阳明为病，发潮热。又曰：阳明为病，自汗出。此三款阳明热症也，吾兄一身均经，其为热盛何疑？即口燥纳懈，大便艰涩，何一非阳明热症乎？刻下发现白瘆，咳呛痰稠，舌地微绛，苔色薄黄，诊脉左弦数，右寸右关倍形数大。症脉合参，中焦胃热欲从上焦肺脏辟户而出，当乘其势而透泄之。

八、肝风痰厥

疟邪传入厥阴肝脏，肝胆风阳大震，挟素蕴痰浊，犯胃越巅，起自头痛如劈，继而呕吐勃勃，蛔从上出，风阳日炽矣。昨日突然晕厥，推之不觉，呼之不应，宛如闭症。至今夜戌刻[①]，肝阳痰气渐平，神气渐渐灵慧，症名肝风痰厥。刻下虽如履坦途，历考古书，此等症侯，不收功者常八九，可愈者无二三，故不能漫许平安也。要知厥阴肝脏属木，为将军之官，其性激烈，所以病之变迁，有忽升于巅、忽坠于渊之势。兹视舌苔满黄腻浊，胃腑痰热弥漫之验；诊脉左部弦梗无韵，肝胆风阳未熄之征。倘忽再升再震，依然目瞪神呆。调治之法，当守长沙太守厥阴吐蛔之乌梅方，并洁古老人[②]痰厥眩晕之钩麻法。拙拟椒梅入胆，连合钩麻温胆汤，两和厥阴阳明，未识明经者以

① 戌刻：下午七点至九点。

② 洁古老人：张元素，字洁古。金代医家。

为然否？

九、上实下虚

先天赋薄，坎水自亏。今夏入秋，为痎疟[①]纠缠，肾脏肺阴，气更受伤。肾气既亏，遂使水失涵木，肝胆内寄之相火化风上越，扰于耳窍，听不能聪，结于喉窍，喉咙如介[②]。诊脉尺弱，左关偏弦。症属上实下虚，当从李士材[③]先生乙癸同源，治用钱仲阳先生六味地黄汤，加杭菊、牡蛎、沙参、麦冬作膏滋方。

一〇、紫癍

躯发紫癍，上则吐衄，下则便血，此属阳明时毒。要知阳明为多气多血之乡，所以血来如暴如溅，甚至七孔流者，幼科中每每有诸。既不与努力损伤同日论，亦不与阴虚衄血一例推，只要把阳明蕴热一清，营血归络，其血遂止矣。

一一、阴虚病暑

阴虚体质，暑邪内着。暑属阳邪，阴虚者易受，每每留连不解，《内经》所谓"阴虚者，阳必凑之"也，亦寓

① 痎（jiē 揭）疟：疟疾的通称。亦指经年不愈的老疟。痎，《说文·疒部》："痎，二日一发疟也。"

② 介：隔阻。

③ 李士材：李中梓，字士材，明末著名医家。著有《医宗必读》《士才三书》等。

水不胜火之义。据述身热几有三月，或缓或灼，竟不离体。诊脉细数，唇丹舌绛，显属阴虚病暑。调剂之法，当从甘凉，津回热化，病自霍然。

一二、阴虚肝火燃

剧病后，真阴尚未恢复，冲任血海无贮蓄，月事杳然不至，不可与老人七七天癸绝一例同日而语。坎水内亏，肝胆木火无以涵养，或时肝阳升而瘕攻抵脘，或时胆火焰而辛頞[1]鼻渊。木火太旺，胃土受侮，胃不和则卧不安，而纳亦懈。舌地光滑，舌苔黄腻。诊脉尺虚，两关独弦。治以甘柔以养肝，苦辛以滋胃。拟用仲圣炙甘草汤，去姜、桂、枳实，加辛夷、牡蛎、青黛、枣仁。［批］炙甘草汤：炙草、桂枝、人参、生姜、阿胶、麻仁、麦冬、生地、大枣。

一三、暑风顿嗽

暑气新舍，内袭中宫，中枢混浊，传化失度，而为暴吐泄泻。昨午迄今，躁扰不宁，干咳勃勃。肝阳肆横，突然风动，便有痉厥之虞，即幼科通称慢惊也。

一四、燥咳

有声有痰谓之嗽，有声无痰谓之咳。嗽为脾湿，咳为肺燥。诊脉之顷，咳呛不已，闻声颇干涩，喉间如梗介，

---

① 辛頞：鼻梁之内有辛辣之感。頞，原作“额”，据《素问·气厥论》改，指鼻梁凹陷处。

此燥痰也。天气上腾，地气下降，六合之间金乏淖泽[①]之气，人立气交中，感受其邪，乃燥气也。燥气侵肺，肺失清肃，故干咳无已也。调治之法，贵乎轻清。

一五、痰饮

痰嗽十载未瘳，可称牢痼之疾，谅难骤拔病根。据述每交春夏，阳气升布，肤腠开泄，其嗽也较缓。至秋冬，天气收肃，玄府[②]致密，其嗽也倍盛。细察其病源，显属胶痰蕴肺，结成窠囊。春夏肤腠开而肺气亦开，病斯减矣；秋冬肤腠闭而肺气亦闭，病斯发矣。诊脉滑大，右部更劲，与痰饮病却合。治宜通阳涤饮，拟用仲圣小青龙意，合景岳六安煎出入。［批］小青龙汤：桂枝、麻黄、白芍、细辛、炮姜、炙草、半夏、五味。六安煎：杏仁、炙草、橘皮、茯苓、半夏、枳壳。

一六、湿温

阴虚体质，月前感邪，病疟更劫其阴。近时天令寒暄不齐，燥湿倏忽，人在气交之中，感受其邪，名曰湿温。体虚易感，湿温伤上，身热蒸蒸，汗自泄而热仍不彻。要知温邪一层，病在焦腑，不在肤腠，故不从表解也。调治之法，最当确探三焦何处受病，投剂自可中鹄。兹诊脉象两尺极弱，是本体下虚，且置勿论，寸部、关部俱弦滑动数，右手更觉搏指。视舌地胖厚，舌苔薄黄。咳痰不畅，

---

① 淖（nào闹）泽：湿润。

② 玄府：指皮肤表面的汗毛孔。

时有鼻衄，纳食乏味，大便缁色。症脉合参，湿温时令之邪内袭肺胃二经，治宜轻清渗泄，无须辛阳达表，务使伏邪由上焦肺脏寻隙而出，膺腹出现水晶白疹，方是病退之机。

一七、肝气痰饮

酷好酒醴，中气本虚，中虚则宜酿痰饮。中年坤土[①]当健，不觉其为累。兹年逾大衍[②]，中阳益薄，厥阴肝木乘虚来侮，挟痰饮由胁抵脘，遂令纳后瘕气从左胁而升，甚至脘满膜痛，呕涌痰涎。诊脉软濡，左关弦短。症脉合参，属肝脾胃三经之恙，拟用仲圣旋覆代赭汤，复《金匮》苓桂术甘汤，崇脾土，镇肝逆，和胃腑，尽在法中矣。若见胀满而慢施破气，窃恐中宫渐薄，清阳渐窒，有噎膈反胃之累。［批］旋覆代赭汤：旋覆花、赭石、人参、甘草、半夏、生姜、大枣。苓桂术甘汤：茯苓、桂枝、白术、甘草。

一八、癞疝

《内经经脉篇》谓“厥阴之脉，循阴器而络于肝”[③]，所以张子和先生论七疝皆归于足厥阴肝经也。据述平素善饮，两月以来，左睾癞然肿硬，日以益大，状如鸭卵，并不索痛，此名癞疝，乃为七疝中之一也。脉濡舌腻，口味甜涌，由酒醴之湿，从脾脏下注肝络使然，理湿理气须兼

---

① 坤土：坤为地卦，属土，脾胃五行属土，故以坤土代称脾胃。

② 大衍：五十的代称。《周易·系辞》：“大衍之数五十。”

③ 厥阴之脉……络于肝：语出《素问·热论》。

通络。

一九、湿疟

疟发汗淋如雨而邪仍不止，病不在肤腠，在乎焦腑之间也。诊脉左弦右滑，舌苔薄腻。寒罢热来，呃逆勃勃。湿温时邪内袭阳明胃腑，与募原正气分争。当用桂苓温胆汤，去甘守，加芬芳。［批］桂苓温胆汤：半夏、茯苓、陈皮、甘草、枳实，加桂枝、茯苓。

二〇、阴虚湿痔

酒客肛际痈脓，腿臁不任步趋，自似湿热下注。诊脉右虽近滑，左部细数。年未四旬，两目昏花，头颅眩晕。然湿热固甚，而肝肾之阴颇虚，肾水不能涵肝木，肝风内鼓，斯目为之昏，头为之眩也。从来阴虚挟湿之症，用药散歧①。忆古地黄丸一法，可称两善其长，兹宗其法，而增损之。

二一、木克土

病后因食物伤中，便泄数次，继乃形躯疲软，不耐久坐。要知泄泻伤脾，脾虚则坤阳默运无权，故主疲倦也。脾虚则中宫输化不及，饮食精华不能尽资气血，徒以增浊酿痰，遂令纳食不运，时涌痰涎也。脾属土，土虚则肝木乘虚来侮，瘕块上攻，堵塞脘间，风阳上越，头目眩晕，

---

① 散歧：意见不统一。

皆木克土之验也。视舌苔白腻，诊脉右濡和，左觉弦，按之六部俱沉潜有力，根蒂尚固，断不致竟尔衰颓也。调治之法，当补中运气，化痰平肝。六君子汤加香砂、牡蛎、白芍，诚对症之专方也。

二二、肺闭痰厥

暑风痰气壅闭肺脏，肺窍不宣，沉默无声，肝风内动，手足拘挛。两投开肺豁痰，熄肝宣窍之剂，肝风定而痉掣已，肺窍仍不能开通一线，竟日沉酣，宛同木偶，抚摩提掐，杳不出声。此痰气愈结愈锢，肺窍愈结愈瞒，病日向否矣。视舌苔黄腻，脉来弦滑，症名肺闭痰厥。若以病容而漫然名之曰慢惊，则非也。为今之计，务以开豁胶痰为切紧之算，倘痰浊得开，肺窍得宣，音声得出，希冀绝处逢生。痰浊为弥漫凝冱[①]之物，欲使开豁，须藉温通，拟用古方五子饮以涤痰为君。然痰岂能自走耶，必赖身中阳气敷布，痰随气走，或可开豁，故以附子一味，刚烈辛温，走而不守者辅之，其余杏、朴、菖蒲辈，不过为之佐使耳。但病势如此呆板，恐虽有活人之心，而人竟不肯活矣。奈何！奈何！［批］五子饮（未考，想是）：苏子、白芥子、杏仁、莱菔子、葶苈子。

二三、暑热

时际仲夏，是月也，地之湿气上腾，天之热气下降，

---

① 冱（hù 互）：冻结。

人在气交之中，感受其邪，名曰暑邪。暑邪一症，病从口鼻吸入，鼻窍通于肺，口窍通于胃，故暑邪病热者，每每关乎肺胃，不关乎肤腠，所以虽汗泄滂沱，而病仍不去。据述自月之二十三身体忽热，至二十四身热渐凉，仍能起居行走，二十五日上午发热，下午开凉。日昨迄今亦复如是，而热势倍炽。热时脘满烦冤，大渴引饮，热罢汗霖如浴，沉酣欲睡。诊脉濡数，右部较大，视舌底绛，苔罩浮糙。细玩其病情，合参以色脉，乃肺胃瘅疟[①]也。至于遍发丹疹，俱隐隐于皮腠之里，此名暑风隐疹，亦是邪之出路，切勿以疹子为重病，而小题大做也。调治之法，辛凉是矣。

二四、损怯

燥气凌金，金鸣致咳，去冬起病，今夏不瘳。肺属辛金，位居上焦，主生坎水。金不生水，下焦肾水亦日见之惫，形躯瘠瘦，脉来细数，上损及下，乃损怯之末路。比日以来，纳食日懈，大便渐濡，由上损下，波及中土。卢医[②]扁鹊论损症，以上损及中、下损及中，俱收入难治之条。症之沉重无烦笔述，既承雅台，姑仿叶香岩先生补气生金法。

---

① 瘅（dān 丹）疟：病名。疟疾之一。临床以但热不寒为主症。《素问·疟论》："但热而不寒者，阴气先绝，阳气独发，则少气烦冤，手足热而欲呕，名曰瘅疟。"

② 卢医：扁鹊为卢国人，故称卢医。

二五、肝升太过肺降不及

上则膺脘不舒，噫气不除，此肝升太过也；下则矢气不展，大便不行，此胃降不及也。诸如等症，犹是厥后肝胃两不调和之故。肝与胆相为表里，胆失中正之权，临事捉摸不定有诸；肝失藏魂之度，夜寐纷纭扰攘亦有诸。肝阳旺则心阳亦旺，木火通明，心液不敛，汗泄沾濡，固其宜也。挹脉[①]弦涩，左寸动数，舌苔白腻。拟用加味温胆汤，合救逆各半参写。

二六、反胃噎膈

痰饮蕴胃，肝木厥气亦侵乎胃，胃腑失降，脘膜胃痛由来久矣。胃土常受冲激，中流砥柱日薄，厥阴肝木日横，既被木贼之克，又乏御水之权，狂澜泛倒，自去年渐至朝食暮吐，暮食朝吐。忆古王太仆[②]谓：朝食暮吐，暮食朝吐，症名反胃。原属阳散饮聚，治当益火之源以消阴翳。奈纷纷调治，但因肝气为累，脱却痰饮要旨，萸、连频进，阳气摧残，釜底无薪，蒸炊不暖。刻下竟至随食随吐，呕咯稀涎，绵绵不绝。挹脉弦短，双关觉锐。大便三四日一行，初极硬，后糜溏，由反胃将成噎膈矣。谚云：风劳臌膈，病实难医。治疗之棘手，无须笔赘也。既承惠顾，姑仿长沙太守温药通阳，酸辛和肝一法，拟用苓桂术

---

① 挹（yì 亦）脉：诊脉。

② 王太仆：王冰，号启玄子，又作启元子，唐宝应中（762～763）为太仆令，故称王太仆。

姜汤，复小半夏汤加品，请服十剂，再商后法。

二七、胃阳虚邪伏不食

凡论病先论体质、形色、脉象，以病乃外加于身也。夫肌肉柔白属气虚，外似丰溢，里真大怯。盖阳虚之体，为多湿多痰。肌疏汗淋，唇舌俱白，干呕胸痞，烦渴引饮，由乎脾胃之阳伤，浊邪得以窃居于中，留蓄不解，正衰邪炽。试以脉之短涩论之，阳衰邪伏显然，况寒凉不能攻热，清邪便是伤胃。今杳不纳谷，大便渐稀，若不急和胃气，别无成法可遵。所谓肥人之病，虑虚其阳。兹拟一方，仍候明者采择：人参、白术、半夏、姜、苓、枳壳。

二八、气虚成劳

中阳虚馁，痰饮内蕴，便溏呕逆，历有年矣。兹年逾强仕[①]，脾土阳气日薄，失司统血之权，阴阳络中之血从上下溢，上曾吐血，下曾溲血。失血之后，阴愈亏而阳愈惫，遂令色萎神疲，脉濡形瘦，色脉互参，属营损症候。但虚劳一症，有阴虚之劳，有气虚之劳，医林治法，刚柔迥异。若以咳嗽痰多而漫投滋柔之剂，生生阳气默受其戕，焉能望其回春。要知此嗽也，因于痰饮凌金；此痰也，因于脾运不健。调治法程，当培中土。卢国秦越人扁鹊谓：诸虚不足，先建其中。景岳先生谓：见血休止血，见痰莫治痰。厥有成旨，拟用古方归脾汤，专调太阴脾

① 强仕：四十岁的代称。《礼记·曲礼》："四十曰强，而仕。"

土，请服半月，试看何如。［批］归脾汤：人参、白术、茯神、枣仁、龙眼、黄芪、当归、远志、木香、甘草、姜、枣。

二九、肺胀

禀赋痰气素盛，近感时令风邪，内袭上焦，肺脏郁蒸，身体壮热。肺金膹郁，清肃失权，水精四布，乳汁精华徒酿痰浊。襁褓婴稚不谙吐咯，痰浊愈结愈多，肺气愈壅愈塞，欲咳不畅，欲啼不扬，目窍无泪，鼻窍无涕，神烦不能恬寐，气逆痰鸣声响。诸如等类，都属肺窒不宣之候，症名肺胀，幼科重症。挹脉搏数，热势颇炽，舌苔满腻，痰气颇盛。调治之道，肺热宣清，拟用古方麻杏甘膏汤，复养亲，参入苇茎汤主之。［批］麻杏甘膏汤：麻黄、杏仁、甘草、石膏。养亲汤：苏子、白芥子、莱菔子。

三〇、痢多伤阴

五日不候，脉得弦象之势渐和以缓，但觉濡小而数。脉之弦大渐退者，是热势渐衰之验也。阴则水也，水亏无以涵木，肝阳易升，善嗔善怒，分所当然。盖水虚无以制冲，冲阳易举，火升烦扰，理亦有诸。即身中之发热，寝汗之溱溱，亦属阴虚凭证，《内经》谓“阴虚生内热”，阴虚盗汗出是也。刻下澼痢虽大减，大便犹糜溏，每欲更衣，当嫌下重。以此论之，回肠屈曲之区犹有秽热壅痹，脾胃清阳之气究未升腾，缘平素喜饮，胃中当有湿痰内蕴，痰浊凝结于胃之上口，贲门之地。胃逆呕泛，有自来矣。调治宜酸甘以化既虚之阴，酸苦泄未清之热，镇冲阳，疏胃浊，须为之佐与使耳。至于慎寒暄、节饮食，一切善后事宜在乎病者，不在乎医。洋参、麦冬、谷芽、甘草、橘红、地黄炭、条芩、钗斛[①]、半夏、煅牡蛎、五味、白芍、熟枣仁、竹茹。

复诊：

经闭五十日，澼下几千行，可谓多而且久者矣。古云：痢多伤阴，下久伤中。脏腑之脂膏、脾家之元气，焉有不潜受摧残哉。刻下之或泄或澼，岂犹是回肠暑湿耶？当作脾阳虚馁，乾健失度，脾阳不展，清阳下陷之例讲解。《内经》有云：浊气在上则生䐜胀，清气在下则生飧泄。脾属坤土，其贼是木；肝为震木，其克是土。肝木乘虚来侮，中宫受制，脘䐜噫呕有诸，胸中块磊亦有诸。日来身体热势减退，脉息动势亦渐和，一阴似渐来复，柔缓滋阴之品姑且删去。拟用古方戊已汤合六君，复牡蛎以镇肝，佐粟壳以固滑，更以东垣先生升阳之法参之。药品须略为更易，而其中阴阳刚柔之理，却迥别焉。前者之治是治在阳明土，今者之治是治在太阴土矣。［批］戊已汤：黄连、吴萸、白芍。六君汤：参、术、苓、甘、陈皮、半夏。

三一、痫症

惊怖伤胆，悒[②]怒伤肝。痰浊乘肝胆之隙，内蔽少阳胆腑，遂令肝失藏魂之度，胆失决断之权。《内经》有云：

① 钗斛：石斛，其茎状如金钗之股，故古有金钗石斛之称，简称钗斛。

② 悒（yì 亦）：忧愁，不安。

凡人之十一脏，皆取决于胆。兹胆家有疵[①]，心之神、肝之魂、肺之魄、肾之智，皆无所决断，以致五神撩乱，哭笑无常，詈怒失序，形容言语，异乎常时，此属痫症。诊脉弦滑，双关为甚。拟用古方救逆温胆汤主之。

三二、肠红

肠红澼血，裘葛一更[②]，色晄形羸，谁不曰气血摧残矣。而诊脉左右各五十至，俱滑而且数，右关滑象倍之。《脉诀》[③] 以滑为湿病。即以脉理论之，病虽期年之久，中宫脏腑湿热浊邪到底氤氲未澈，脾脏受湿，气机不展，腹笥膨脝[④]，脾络受迫，血溢络外，漏卮不已[⑤]。谚云：灭寇须灭头，治病必治本。拟用古方平胃散合杨氏惜红煎，径驱中宫陈腐之湿，湿热得以尽攘，厥疾或可云瘳。若以病久躯尪而漫投补剂，是听病[⑥]，非诊病也。［批］平胃散：川朴、苍术、陈皮、甘草。

三三、言蹇

先天赋薄，舌牵言蹇，与天生嗑子[⑦]似是而病实非。

---

① 疵：小毛病。

② 裘葛一更：指一年。裘，冬衣；葛，夏衣。裘葛泛指四时衣服。

③ 脉诀：宋代崔嘉彦著。

④ 膨脝（pénghēng 彭亨）：腹部膨大貌。

⑤ 漏卮（zhī 只）不已：指便血、溺血、崩漏，或泄泻不止的病症。卮，古时用来盛酒的器具。漏卮，有漏洞的盛酒器。

⑥ 听病：指仅根据病人的主诉即给以诊断治疗，而不是根据望、闻、问、切四诊合参进行辨证论治。

⑦ 嗑子：指口吃的人。

要知肾脏之脉，上循喉咙，挟舌本。肾阴下亏，精不上承，络脉涩滞，致有嗫嚅之累。忆钱仲阳先生小儿方，制有六味地黄汤一首，专治小儿阴虚诸症，其配分君臣佐使，各有妙义，当恪守之，无须稍加增损。

三四、木犯土

脉性六阴，阳虚禀质，日前偶有持螯[①]之兴。要知蟹性极寒，微阳为蟹寒所遏，厥阴肝木失其雷震东升之度，厥气横逆，始自少腹疞痛，继延腰胯，渐及胃脘。皆偏于左者，以肝为乙木，位居东方，适以应震卦之左旋也。五行中木旺必侮土，人身以肝脏属木，以脾胃属土，阳明胃土为厥阴肝木所侮，斯脘痞谢纳、噫嗳呕恶一齐皆至也。视舌地色渐绛，苔色渐黄，寒气渐从热化矣。拟用古方黄连温胆汤，合左金，加桂、芍，方中寒热互施，正合仲圣厥阴提纲，阴阳并剂之训耳。

三五、疟久成疳

疟久伤阴，三月不瘳。缘中宫内有水谷，积湿内蕴，兹为疟热蒸腾，譬犹龙焮发哮，腹笥日益膨脝，胭肉日益消瘦，脾胃清阳不展，四体无所资禀，疟久成疳疾。舌色全绛，脉细弦数。拟用古方清骨散，复消疳意。［批］清骨散：银胡、胡连、秦艽、鳖甲、地骨皮、青蒿、知母、甘草。

---

① 持螯（áo 熬）：吃蟹。

三六、食积湿热

水谷之气酿积造湿，内蕴中宫，湿郁乎里，亦主化热。热蒸于内，五心灼热，腹欠和柔，抚之亦热。诊脉滑数，右关为甚，此幼科食积湿热症也。乃寻常小恙耳，只须疏中运湿足矣，何必疳未成而峻事消克，元未虚而漫事呆补，忽消忽补，岂无实实虚虚之弊乎？

三七、上实下虚

凡诊病必须凭脉，岂可见目前之证，而漫呼虚实耶？数日前，始由腰痛，继及两胁，渐延膺膈，旋即腹脘如堵，气急难续，欲咳不扬，咳痰不畅。诸如等症，原是顽痰胶肺，肺气不降，肺络不宣，肺气膹郁之象。而挹脉左右六部各百至，俱细濡不任寻按，来去颇不明朗，右寸略大，两尺尤软弱。《脉诀》以两尺候肾之阴阳，右寸候肺之安否。即以脉理推求，其病理显属肾真虚亏于下，痰浊壅于上，肾气不蛰，肺气不肃，乃俯仰相关之恙。忆古论气喘一症，惟缪仲淳、叶香岩二公之论为最详，谓在肺为实，在肾为虚，而分别其是实还是虚也。今闻症是肺实，诊脉乃是肾虚，竟从上实下虚之例措法，谅不致离绳墨。无乃瘦怯弱驱，呼不能吸，坐不能卧，磨耐多日，精神日益痿顿，深怕坎阳上越，气不归元，喘脱之虞不得不防。既承雅台，谨拟虚实两方，早晚进服。上午服三拗养亲汤以开肺豁痰，下午服金水六君煎以纳气归壑，务期药随手应乃吉。［批］金水六君煎：人参、茯苓、白术、五味、麦冬、甘草、半夏、陈皮。

三八、痰气阻络

形丰脉濡，乃气虚痰盛之体质。兹年逾大衍，阳气未免向凋，卫阳失司环周，痰浊壅痹于溪谷隧道之间，遂令左躯欠仁，自觉冷气彻骨，当洗剔络痹，以通营卫之运。要知营行脉中，卫行脉外也。活络丹一粒，归身汤送服。

［批］小活络丹：川乌头、草乌头、地龙、南星、乳香、没药。

三九、骨蒸

童年骨蒸，病属肾阴之虚。肾阴虚则肾阳偏旺，虚阳蒸灼水腑，膀胱溲溺因之色黑。《内经》有云：北方色黑，入通于肾。用古凉八味。

四〇、饮溢肤胀

古云：无痰不成疟。曩昔[①]之痎疟缠绕，良是痰饮为累，继后疟魔难退，而蓄饮不攘。前年冬杪遍躯突肿，囊若悬球，施采草药，功涤荡泻，肿势渐渐消瘪。至今春肿势复萌，只在膺脘而不隶乎肢跗。视皮色柔白，绷急光亮，纳食则䐜然胀满，抚之则汩汩有声。约略视之，竟判曰“湿着单胀”，其谁曰不然。但单胀一症，轩帝以色苍黄、胀筋起为定判。兹以皮色之晶白，水声之汩汩两端，细味其病情，症属饮邪变样。前年一身尽肿为溢饮，今年

① 曩（nǎng 攮）昔：从前。曩，以往。

肿凸于脘为伏饮，乃《金匮》五饮症中之两症也。曾读《金匮秘要》书者自知此理。忆古治饮邪为累，每以温药通阳。据述每逢便结则胀满难支，逢便泄则旷然自适，是亦以通为用之一验也。神疲脉濡，右部觉滑。拟用长沙太守苓姜术桂汤，复小半夏汤，径从痰饮门措法，若硁[1]以单胀臌胀置论，是舍近就远矣。［批］苓姜术桂汤：桂枝、白术、茯苓、生姜。

四一、湿伤阳络

阳明湿火熏蒸，营阴受迫，血从上溢，鼻衄牙宣，时时呕血，此谓阳明络伤，则血外溢。外溢者，乃吐衄是也。诊脉滑数不虚，白眼、溺色皆黄，万勿以红症属阴虚而漫投滋腻。据述平素善嗜曲糵[2]，谅是仪狄[3]之咎欤？抑自之咎欤？节饮！节饮！［批］泻黄散：藿香、焦栀、石膏、甘草。

四二、着痹

跗肿变痹已逾百日。虽云渐次向安，尚须扶杖而行，并无流走疼痛之苦，亦无肉肿皮红之色，但觉趾胭欠温，步趋欠捷。诊脉浮按濡和，沉按颇滑，此风寒湿三气杂入筋络，是五痹症中之骨痹，三痹症中之着痹也。拟仿古方金刚健步法。［批］金刚丸（张氏改）：萆薢、杜仲、苁蓉、菟丝子、巴

---

① 硁（kēng 坑）：形容浅薄固执。

② 曲糵（qūniè 区聂）：酒母。糵，曲，酿酒用的发酵剂。

③ 仪狄：传说为夏禹时善酿酒者。据说仪狄为禹酿酒，味甘，饮于朝宴之上，禹三日不理朝事，醒后戒，乃疏仪狄。

戟天、鹿胎、河车。

归尾　钻地风　桂枝　防己　千年健　米仁　威灵仙　甲片　云苓　活络丹

四三、损怯

水涸金枯，久咳痰红，形削色夺，症属损怯。兹属冬藏之令，抱脉细数，如釜之沸，似薪之燃。步趋稍疾，逆气䐜膺。元海无根，坎中一画之阳，不获随时序而藏蛰，山穷水尽，调治不易矣。党参、熟地、天冬、坎炁、蛤蚧、胡桃肉、龟板、川贝、叭杏、麦冬、石英。

四四、筋痿

湿浊痰饮内蓄，始由肾着腰痛，继则袭入阳明胃络。《内经》以阳明主宗筋，约束筋骨而流利机关。阳明络隧有疵，宗筋不运，机关不展，致成痿躄。腹笥膨脝，纳食作胀，足不能行，趾踝欠温。抱脉濡小，右关觉滑。此病根由中宫延及溪谷，症名筋痿。忆轩帝谓“治痿独取阳明”，史国公治肢体瘫痪[①]，必流通经络，拟用古方平胃散，合《金匮》苓姜术桂汤，送服《局方》小活络丹。斯阳明腑恙，腿跗络病，皆囊括无疑矣。

四五、损及中土

瘵怯而致纳懈，便溏损及中土。秦越人扁鹊谓：上损

---

① 史国公治肢体瘫痪：相传史国公染风疾，半身偏枯，手足拘挛，十年未治，后遇异人蒙授一方，依方浸酒，服四升举步如飞。

及中，下损及中，皆属不治。古贤尚乏善策，我辈凡流又焉能为耶？即来就诊，姑引仲圣诸虚不足，先建其中，希冀中气建立，便实加餐，后天生生不绝，气血源源不断，庶可带病延年。［批］小建中汤：桂枝、白芍、甘草、生姜、大枣、饴糖。或加人参。

四六、骨蒸经停

毓麟[①]已十历春秋，经水亦十年不至。入暮身热，咳呛痰红，谁不曰已成干血痨瘵矣？凡诊症总须以脉理为定评，岂可以听病为率判！若果竟成损怯，当得芤大之脉情，或得细数之脉象。今揾脉左右六部各百至，上候、中候俱濡和无大疵，惟以九菽[②]之候候之，颇觉沉弦动数。《脉诀》以沉为在里，数为蕴热。即以脉理凭之，良由当年产后阴虚，少阳相火无济，内匿于骨髓之中，髓阴愈灼愈虚，内热愈匿愈炽。月事燔燎蒸灼，太冲血海受熯[③]，焉能望有贮蓄，此月事所以杳然不至也。妇科百病总以调经为要领，经居十载之久，安可不亟为调之？凭脉辨证，此乃居经之原因因于髓热，然则疗治法程，亦宜清其髓中之热欤。姑从古贤阴虚骨蒸例措法，拟用王太仆清骨散加味，径清泄骨髓内热，请服一月。蟾影一周[④]，气候两更，

---

① 毓麟：生育孩子。麟，麒麟儿，指颖异的小孩子。

② 九菽：指按脉用的力度如九粒大豆的重量。菽：豆的总称，此处专指大豆。《伤寒论·平脉法》中，诊法以三菽、六菽、九菽、十二菽之由轻而重，自举而按，以候五脏之气。

③ 熯（hàn 汉）：烧，烘烤。

④ 蟾影一周：指一个月的时间。蟾影，月影。

倘得热势渐逊，再议滋补可耳。至于纳食作膜，或泛或噫，又属肝胃不和症候，想从七情中得来者，以丹溪先生越鞠丸副之。［批］清骨散：银胡、胡连、秦艽、鳖甲、地骨、青蒿、知母、甘草。血虚加当归、白芍、生地。越鞠丸：香附、苍术、川芎、神曲、山栀。

四七、痰厥惊风

风温袭肺，肺郁嗽痰，由来久矣。要知人身肺为金脏，主制厥阴肝木。兹肺金有疵，肝胆甲乙无以承制，犯胃腑而横行肢末。比日以来，胃气失降，纳乳即吐，肝风内动，肢体振摇，啼声欠婉转，双眸无泪痕，已成痰厥惊风矣。仅仅理肺，焉克有济？调治之法，当宣肺豁痰，疏肝和胃，互相绾照[①]，希冀弋获[②]。挹脉弦促，苔灰而腻，拟用古方黄连温胆汤，复千金苇茎法出入，从肝肺胃三经措治。

四八、脾湿肿肝横胀

古云肿为脾湿，胀为肝横。今肿逊而旗胀不瘳，良由脾湿潜化，肝气未调之故耳。诊脉弦大，左关近搏。纳粥尚适，啖饭旗脖，时转矢气，大便或溏，即觉旷然。凭脉辨证，总是厥阴乘侮太阴，脾土久为肝木所克，中气焉得不虚。中土既虚，乾健失权，形躯疲倦，遇劳寒热，分所宜然。拟仿缪仲淳先生疏补方法，复入河间金铃子散，两调厥阴、太阴。

---

① 绾（wǎn 晚）照：照顾到。

② 弋（yì 义）获：获得。

四九、心脾虚澼血

剧病乍瘳，既劳其形，复劳其心。《内经》以心生血，脾统血。今心肝脾因劳剧致伤，太阴脾土失司统血之权，离于阴络而溢于回肠，遂令血下似溅。自称色颇鲜明，岂可混以衃[①]留瘀血称之。形脉无恙，径宜调补，拟用古方归脾汤出入。缘冲阳不潜，偃卧气逆，以镇摄之品参之。

五〇、阴虚痨瘵

阴虚于下，阳浮于上，肺受炎蒸，久咳不瘳，营血沸腾，衄衃龈红。至于喉痹，或梗或痛，亦由君相二火，上结颃颡[②]使然。《内经》"一阴一阳结为喉痹"，亦指君相二火而言也。五心灼热，脉劲无序，与损怯、劳症相去不远矣。幸月事尚通，太冲血海不致枯竭，苟能凝神静养，犹可渐望回春。拟用长州太守炙甘草汤合喻氏清燥救肺汤，滋阴泄热，互相绾照。［批］炙甘草汤：甘草、人参、生姜、桂枝、麦冬、生地、麻仁、阿胶、大枣。清燥救肺汤：桑叶、石膏、甘草、胡麻、阿胶、麦冬、杏仁、人参、枇杷。

五一、阴虚客感

阴弱阳浮，频年失血，谁不曰怕成损怯矣。据述朏月[③]间，突然剧嗽喉介，揾脉左部动甚，闻声殊多窒塞。

---

① 衃（pēi 胚）：凝积的死血。

② 颃颡（hángsǎng 杭嗓）：咽喉。

③ 朏（fěi 绯）月：指月初。朏，新月出现貌。

圣经有云："物有本末，事有终始。"① 脉证互参，良由风温燥气骤加，致咳呛喉疼，亦骤然两加焉。不从阴虚火焰之本胶柱，且从燥气凌金之末措法，拟用甘桔苇茎之间。

五二、湿温腹胀

抱恙虽历半年，脉象依然滑数。《脉诀》以滑为湿胜，数为热征。即以脉理参之，显属湿温为累。湿蕴于中，中枢不展，腹笥乃膜，大便乃溏；湿溢于外，躯受侵霪，肢体乃肿，肌色乃黄。调治之法，宜淡以渗湿，辛以运湿，味苦气寒，以清湿中之热。若以病魔久扰而漫投守补，是听病，非诊病也。因恐湿壅误补，致贻单胀臌胀之幻，故辨及之。

五三、痰凌肝胆

痰凝肝腑，中正之官失司决断之权，临事狐疑，神色欠霁②，夜不恬寐，梦扰纷纭。肝与胆表里相应，厥阴肝气冲扰，虚里胃络跳跃如梭。挹脉左弦，右关更滑。此等症候，绵延不愈，有怔忡痫厥之幻，慎之。用加味温胆汤。

五四、积湿

水谷造积，湿酿生虫。此病从口腹不节中得来者，绝

---

① 物有本末事有终始：语出《礼记·大学》。

② 霁（jì计）：雨过云散或雪止，天放晴。比喻脸色转和。

戒甜食，屏除发气，乃弗药玄铨。调剂之法，当疏中以运湿，峻苦以制蛔，中运蛔安，大便自实，腹痛自止。拟用古方肥儿丸。肥儿丸：使君子、麦芽、黄连、胡连、肉豆蔻、神曲、槟榔。一方加白术、楂肉、枳实。

五五、痰饮

阳虚饮聚，嗽逆频年。春夏阳和布令，胸阳展而肺气宣，尚属安适，秋冬肃杀司权，胸阳抑而肺气窒，咳咯乃剧，步趋气促如喘，痰涌汩汩有声，皆饮家其凭确据也，拟仿《金匮》法。

五六、痄腮

右腮及脸，漫然浮肿，皮色不变，按之不疼痛，针之有黄水，得之出胎之后，此赤子科中之痄腮症也。由胎热蒸痰，蕴蓄于少阳、阳明之络，营气不纵[①]，逆于肉里，致壅而漫肿也。拟用通一子[②]六安煎，复咸药以软坚，佐苦剂以泄热，然不若外治奇方为尤胜也。外治方用去皮地栗[③]半斤，陈海蜇一两，捣烂糊涂肿处，干则易之。

五七、冬温

湿胜痰多体质，感受冬温时邪，内袭肺胃之间。肺胃

① 纵：据文义当作“从“。

② 通一子：张介宾，字会卿，号景岳，别号通一子。明代医学家，著有《景岳全书》。

③ 地栗：即荸荠，俗称马蹄，又称地栗，因形如马蹄，又像栗子而得名。

为湿邪所郁，痰气亦郁痹不宣。膺脘不舒，肺郁也；泛呕谢纳，胃逆也。舌腻白，脉滑数，邪郁不达，宣泄为宜。

五八、湿痰壅痹肠胃

腹内之痈，漫指肠痈，隔腹混称，多属医林中欺人之谈，不足为信。故汉长沙太守垂[①]有《金匮》书，但有内痈之谈，并无或肠或胃之谈。古贤之人尚不能臆度，我辈凡流又何能确判耶？只好把所现脉情舌色参互考证，随现症以措法，或不致离绳墨。兹诊脉象，右大于左，既滑且数。《脉诀》以滑为湿痰，数为蕴热。肠胃之病当候右部，即此而论，厥痰云瘳者，良以肠胃湿热不攘。况病气之诚中形外，必显于舌色，舌苔色灰质腻，亦属湿热家彰明之验。口味澹澹，纳食懈懈，今日傍晚，吐出浓韧浊腐之物，都是足阳明胃腑的然之证。寤眠不耐着右，右腹胁下结有瘕块，大若覆杯，诸如等欤，又属手阳明肠腑显然之证。总而言之，湿热痰浊壅痹肠胃八字足以蔽之。大声呼气，痛即引块，咳呛转侧，痛亦引块，此等病样，又关乎经隧阻挠，络脉不司贯通耳。拟用古方黄连温胆汤，合枳壳、桔梗，去甘守之药，加流走之品，更以仲圣旋覆花汤及内壅败酱散，佐使互选。如是立法，湿气、痰气、肠病、胃病等症，似皆囊括无疑矣。

---

① 垂：流传。

五九、肝横湿疸

雅喜饮酒，酒能酿湿，蕴蓄于阳明胃腑已非旦夕。兹届春深木旺，肝胆之木乘时而起，五行中木旺必侮土。昨月杪突然脘腹疠痛，纳食即吐，此厥阴肝木侵侮阳明胃土也。要知五行生克，肝木既主克土，又主生火，且肝脏有相火内寄，最易肆其焚燎。木中之火，胃中之湿，两因相凑，湿中化热，蒸罨成黄，面色黄，溺色黄，双目气轮亦黄，乃疸症也。《内经》谓："治病必求其本"。此症之本，本于胃中之湿，而此症之发，发于肝胆之火。徒理其胆无益，徒治其肝必亦无益，必须胃湿、肝阳绾照，措法可冀入谷。舌苔白滑，脉象濡滞，关部殊弦。拟用古方平胃散，复景岳茵陈饮，再参左金、抑青等法，斯胃恙肝恙，俱囊括无疑矣。

六〇、虚哮

诊脉尺细，右寸口滑而且大，症属上实下虚。下虚者乃少阴肾水不足，上实者是太阴痰火有余。缘虚体坎离不媾，频有遗泄，漏卮不已，下焦肾阴亏虚，龙雷相火无以涵养，焰蒸不潜，上克肺金，与肺中素蕴痰浊互相炼灼，肺金不肃，降令失权，遂令咳呛，吐咯稠痰，痰趋气逆为喘。此哮吼之虚证也，与虚损病咳一途，似是而实非也。调剂之法，宜滋下清上，更须洗剔肺脏胶痰浊沫，虚实兼顾，俯仰同调，庶几可冀奏功。拟用喻氏清燥救肺汤，复景岳先生海蛤方。

六一、雷头风痰阻络

经营掺劳，五志之火内燃；海滨作客，飓厉之风外袭。肝胆火风内焰，六淫之风外侵，两相因凑，越巅顶而牵及窍络，起自头颅剧痛，继乃耳脝龈肿，耳后颐颊，漫肿若瓠[①]，此世俗所谓猪头风症也。首先疗治法程，只要轻清透泄，无须猛药乱投，故古圣先贤只垂普济消毒饮、清震汤二方主之。据述病乍发，即服龙胆草四钱，藁本二钱，甚至羌防芥品，亦指不胜屈。诸如等药，孟浪太浑，降者失其太重，升者失其太轻，把肝胆内寄之相火，得风药而为助，风煽火升，炎蒸莫遏，遂令厥疾不瘳。刻下漫肿之势虽瘪，头颈仍胀痛不适，耳窍常觉蝉鸣，衄衄时溅，咽门缩小，颊车开合不捷，舌强言语觉蹇。证虽繁绪多端，究其原委，仍属风火痰浊由肝胆本经而波及少阴阳明之络也。大凡医林诊病，必本轩帝经训。《内经》有云：厥阴肝络贯巅顶，少阳胆络贯耳中，阳明胃络循颊车，少阴心脉系舌本。遵经文以考证，故宜指为肝胆心胃四经之恙。病魔两月有余，脉象沉弦动数。古云：五脏之伤穷必及肾，六气之病久必劫阴。某翁谓滋水涵木，乙癸同源之法，乃圣经上病治下，追本寻源，微妙之道，非明于经理者，焉能及此耶？挹脉之顷，我翁自言：现际冬寒，颈项烙热，不耐着枕，以此视之，甲乙木火之威殊旺；口嚼咽吞，梗碍牵强，以此论之，经络痰浊之绊殊韧。古以急则

① 瓠（hù户）：瓠瓜。

治标，缓则治本。鄙意且从标先治，俟炎威渐逊，络道渐通，再议毓阴，与理似合。拟用易老钩麻温胆汤出入，径泄风火痰浊，未识明经者以为然否，加洋参、青黛、杭菊、牛膝、忍冬藤。

六二、喉痹

脉来弦劲，偏于左手寸关。以寸部内应乎心，关部内应乎肝，因肝中有相火内寄，所以并候君相二火之盛衰。今挹脉左部寸关有疵，故宜指君相二火炎蒸内燔，显然如绘。二火上结于气管颃颡之间，颃颡不开，喉管乃闭，喉际窒碍，如梗如窄，血随火沸，痰红时溅，症名喉痹。《内经》以“一阴一阳结为喉痹”。似与尊恙若合符节①。调治法程，当从王太仆益坎宁离，泄南补北之旨。据述临事稍繁，五心戚戚②之，然则名利二字必须看淡一层矣。

生地　元参　阿胶　黄连　金果兰　沙参　麦冬　天冬　甘草　鸡子黄

六三、骨蒸痰红

脉沉弦动数，五内燔蒸，症属骨蒸阴虚。蒸之不已，虚阳凌金迫胃，肝失清肃，咳呛不已，胃络沸腾，痰红咯血。自仲秋迄今，红血屡屡不绝，身中之阳，不能随大气而藏。治宜静药以济阴，介类以潜阳，拟用古方玉女煎合

---

① 若合符节：两者完全符合。语出《孟子·离娄下》。

② 戚戚：忧惧貌。

清燥汤复清骨散，为肺肾胃三经滋清互施之治。［批］玉女煎：生地、党参、石膏、牛膝、知母。

六四、暴注消渴

热灼肺金，金不生水，水源涸而口渴，溲溺频而且洁，几乎饮一溲一，此属消渴。热迫肠腑，传导失度，痰趋回肠，大便注泄。暴注也，消渴也，皆是暑暍阳邪为累，缠绵许久，阴液日竭。古人云：阴虚者，阳必凑之。婴儿纯阳偏亢之体，最虑热随泻陷，热深厥深之变，势极危险，勉拟候采。

参须　石膏　甘草　穞豆　子芩　竹叶　麦冬　杏仁　香薷　川连　葛根

六五、顿嗽

嗽能传染，病气从口鼻吸入，非比伤风皮毛之恙，故治之亦觉纠缠。《内经》云："鼻窍通于肺。"鼻观闻邪，邪袭肺脏，肺气膹郁，咳嗽成阵，肺络沸腾，痰中带血。肺主一身之气，肺气逆，一身之气皆逆，上则呕逆，下则矢气，面目浮庞，何一非气之横逆也。身不甚热，脉不甚数，治宜宣降肺金，用《千金》方，二人同病，可一方而分饮之。

六六、龟胸龟背

脊凸如覆盆，膺凸若蹲龟，此幼科中龟胸龟背症也。其原由于先天赋薄，奇经督任虚损，以督脉主督一身之后，任脉主任一身之前。宋医钱仲阳先生为儿科之祖，制有龟鹿二仙胶一方，颇有至理。取义乎鹿性纯温，堪补奇经之阳，又属运督之兽；龟性纯阴，能补奇经之阴，又属运任之介，用以疗龟胸龟背之损，似是尽善尽美。而鄙人阅历以来，缓使遵经调护，日饵龟鹿，每难取效。此等疾疚[1]，大要务以撙节口腹，饮食调养，俾后天脾胃气旺，生生之气不息，四体百骸得沾灌溉，藉后天以培先天，亦竟有苗而吐秀，秀而结实，螽斯[2]繁衍者欤！既承惠顾，始拟仲圣六味地黄汤，复龟鹿二仙胶，峻补肾真督任，然不过讲理论症耳。［批］龟鹿二仙胶：龟板、鹿角、人参、杞子、桂圆肉。

六七、饮蓄胸痹

雅喜品茶，茶能酿饮，夙生之兴浓，而痰饮之骤富，蕴伏于脾，阻痹贲门，胸阳不布，膺次惫塞，胃气不降，噫气不除。脉象左滑，右部转搏。此《金匮》五饮症中之伏饮也，杂症诸痹症中之胸痹症也。壮年患之，尚不足忧，倘迁延不愈，一到向衰之际，必贻噎膈之病。拟用生姜泻心汤，复以瓜蒌薤白白酒汤，苦辛泄降，辛滑通阳，专启饮浊之痹。所谓药医未膈之先，茶铛[3]汤碗，务望暂搁。因阁下备述病源，阴阳错杂无序，医林草率应诊，必致阴阳错杂误施，故不揣卑陋而评论之。泻心汤：黄连、

---

① 疚（jiù 就）：久病。

② 螽（zhōng 终）斯：虫名。一说即蝗虫。以繁衍多而著称。

③ 茶铛：煎茶用的釜。

大黄、黄芩、生姜。薤白散：瓜蒌、薤白、白酒。

二诊：

膺脘痞，脉右滑，症名饮蓄胸痹，是从脉理上视，非由臆见中猜。投以苦辛宣泄，辛滑通阳，乃据经本古之治，孰知犹有楚楚之咻[①]！无怪吾侪诊病，每以疲药玩人，为家传伎俩也。弟不致人云亦云，率尔应诊，漫施阴药，群阴乖处，贻人以噎膈之累。仍从《金匮》痰饮门措法，服与不服听之，不敢强之。此症从嗜茶上得来，茗杯茶铛，暂置高阁。一言之赠，常勿弃之。至嘱！至嘱！

六八、阴虚木旺聚饮

阴水素亏体质，暮春又有育麟之喜，阴分愈虚，虚阳更焰，亢阳内灼，五心发热。水亏则木失其养，风阳时扰，弥月[②]之后，曾经痉厥。以不堪娇弱之躯，产后继以身热，继以痉搐，精神痿顿，分所宜然。设纯乎阴虚肝旺，治水济木，亦属易为之事。据述脘间结有瘕块，大若覆盆，宛如肝气厥气，而气乃无质之物，断无侧诸左畔右坠，攻乎中脘泛呕之理。细味其左坠右冲之义，良是无形肝气，激挠有形痰饮，致纵横莫定耳。从来治水亏木旺之恙，必须养阴滋补，治痰饮内蓄之恙，必藉温药通阳，二者刚柔相佐，有利于此，必害于彼，实是棘手之事。然则

① 楚楚之咻（xiū 休）：指众多的楚国人共同来喧扰。语出《孟子·滕文公下》："一齐人傅之，众楚人咻之，虽日挞而求其齐也，不可得矣。"比喻众医议论纷纷。咻：吵闹、喧哗。

② 弥月：小儿初生满一月。

藉之自然乎？抑或疲药以玩忽乎？仰屋图维[1]，谨疏两方，分先后而服之。拙拟仲圣生姜泻心汤，苦辛泄降，请服五六剂，俟痰饮藉泄降而通，泛呕藉泄降而止，接服仲圣复脉汤，补北方癸水，以养东方乙木。如是立法，庶几刚不碍柔，柔不碍刚，乃医林权变之法。惟是脉情虚弦动数，一息数逾六至，虚阳如熯，内热似焚，焚之不已，窃恐肌肉消削，即是蓐劳瘵怯矣，殆哉！转瞬夏去秋来，收肃行令，务期六脉随时序而渐收，数象至秋服而渐缓，或有履坦[2]之望。

六九、阴虚挟湿

阴虚湿热内着，面色萎黄，五心时热，由来久矣。大凡湿热为病，宜乎渗泄，而阴分虚者过渗则虑伤其阴；阴气不充，宜乎滋补，而湿内蕴者过滋则恐碍其阳，纯渗纯补皆非所宜。诊脉小弦而数，沉按搏且数，当从幼科骨蒸例措法。治以清骨散，既可却病，又不树邪，庶乎平稳，请尝试之。

至于腹上起梗，伛[3]不能挺，俯则自适，仰则疠痛，此由先天赋薄，奇经八脉虚馁，任脉虚，失司担任之权，致躯俯而难仰，倘渐延督脉，将来必贻龟胸龟背难状之疾。但病根根于有生之初，未必有此拨转元始之灵丹也。姑俟他日，或龟胸现形，或龟背显相之时，再究可耳。今

① 仰屋图维：苦思良久。仰屋：形容苦思冥想的样子。图维：考虑。
② 履坦：行于坦途。喻处境顺利。语本《易经·履》：“履道坦坦。”
③ 伛（yǔ 羽）：驼背。

日偶值大风霏雨，门诊稍稀，聊述此一段始末病源，以副[①]锦怀耳。

七〇、骨蒸

躯廓不甚发热，挹脉动数无序。医林凭脉，所以别脏腑之寒热，脉数至于无序，内无蕴热何疑乎？入春历夏，五心时觉微热，形体日见尫瘦，此童年骨蒸症也。骨之蒸热，虽云先天赋薄，水不胜火，龙相内扰使然。然而徒事滋阴壮水，每不见长，王太仆遗有清骨散一方，宣泄髓中蓄热，投之每效，谨遵其法。询知大便糜溏，腹笥疠痛，作辄不常，中宫脾胃兼有蛔蛔挠攘，故以安蛔法副之。

七一、督脉虚损

脏毒溃发，漏卮不已，阴液潜消暗损，损及奇经督脉。督脉失涵，督阳内闪，脊椎时痛，自上而下，至下尾闾尻络之间，即有伛偻之状。倘不急为调摄，异日必贻难状之疾，修身慎养尤为切要。六味丸加党参、鹿胶、杞子、菟丝饼、胡桃肉。

七二、胃血

营分热沸，血自溅溢，眼鼻俱衄，口频欲溢。刻下咯出之色，黑如墨汁，断非坎宫之水，想是血为热煅，由红而紫，紫而缁，缁而变深黑色也。挹脉濡细，右关近乎芤

---

① 副（pì 僻）：本义为剖开，裂开，此指剖析。

大。且从少阴阴不足阳有余之例措法。

七三、癃闭

浊后泄溺蒸痛，是凝瘀之腐内结脬[1]宫，脬窍阻塞，脬气不宣，斯溺必疞痛，与膀胱之病两歧。久延怕煅浊为砂淋、石淋之累，拟仿八正散合葛可久[2]虎杖方。

七四、童瘵疳劳

骨蒸肌消，脉细动数，属禀赋不足。腹膨如瓮，抚之硬实，此属口腹不节。一关先天，一关后天，此童瘵疳劳，一身两任也。鄙人无女娲补天之法，不敢欺人，尝读钱仲阳先生书，调治后天，堪补先天，姑从脾疳立法，更以清骨散副之。疳消则脾土清阳日展，生生之气，自然不息，骨清则阳津阴液不敢销镕，乃不补自补之良法也。拟用清骨散合剂。

七五、肝气痰饮

揾脉尺寸四部皆属濡和，惟左关独弦，右关独滑。《脉经》以弦为肝病，滑为痰征，左关内应肝胆，右关内应脾胃。即以脉理讲求其病，确由肝气痰饮，互激中宫，显然如绘，脘腹膨脝，噫呕清液，乃木土相侮之明证。每剧于黎明，以寅卯正值木旺之时耳。拟用《金匮》苓姜术

---

① 脬（pāo 抛）：膀胱。

② 葛可久：元代医学家，江苏长州（今吴县）人。所撰《十药神书》为我国现存第一部治疗肺痨的专书。

桂汤，复小半夏汤，去甘草之甘守，加牡蛎之介潜，益以芍赭旋覆，乃厥阴阳明，一脏一腑之和剂也。

七六、痎疟

先天不足，头维不固，解颅[1]如锯，已历久矣。草木难补天真，虽有补天之方，亦不过欺人之谈，听之可耳。苟能调和饮食，谨摄后天，则将来一七肾气实，二七天癸至，头颅自可渐合。兹诊脉象弦数，沉按尤弦，疟魔纠缠，数月不瘳。《脉诀》以疟脉自弦，沉为阴病。即以脉理凭之，乃疟邪内袭阴分，是痎疟一途也。用古何人饮，合清骨散主之。

七七、支伏二饮

中阳薄而饮盘踞，气痹窒而胃脘疼。有时泛泛欲呕，有时筋节掣痛，挹脉弦滑，双关近搏，此五饮中之支饮、伏饮症也。医林但知脘痛多为肝气，漫事疏泄，诚何益乎！拟用《金匮》苓姜术桂汤与小半夏汤出入。茗茶性能酿饮，务须屏息。

七八、休息痢

去秋由病热而转病痢，显属暑湿热三气内袭肠腑，灼气炼营，清浊混结，致令澼澼下痢，或红或白，绵延及载，漏卮不已，滋液摧残，缓剧无常，作辍靡定。大凡休

① 解颅：病证名，指小儿囟门不合。语出《诸病源候论》。

息痢一症，寻常必以痢久中虚为推求，立法总以四君、异功为通套。顷诊得脉象浮按如迟似涩，沉按极滑极数。《脉经》以沉为候里，亦为候下。即以脉理评之，下焦屈曲之肠，到底有湿热勾留，湿热不攘，厥疾不瘳。拟用杨氏惜红煎，宜治其病，一俟病去，再顾其虚可也。

七九、阴虚流注

先天赋薄，肾水不足，后天失调，湿热内蓄。水亏则木火偏旺，挟湿火纵横内外，既蒸于骨髓，复窜于溪谷，右腿腘跗，流注叠发。诊脉动数无序，髓中蕴热如焚，损怯之苗已见一斑。孔子曰“苗而不秀者，有矣夫。”[①] 奈何？既承带水远来，姑拟古方清骨散，径清骨蒸之热。至于流注一层，属疡科专司，即请明手治之为要。

八〇、烟漏

素吸洋烟，回肠曲屈之间潜积垢毒，蒸伤营络，痹塞腑气。营血离络，肠澼虾红，腑气混淆，下澼白沫，屈指五历春秋。澼痢间岁[②]而作，且亦间岁而瘳，此何故也？岂是寻常之休息痢症耶？循理揣想，谅由烟蒸之气，吸于口而贮于胃，渐入下焦肠腑，犹之烟留积垢之满，满则下溢，溢净当亦净，此厥疾所以岁作岁瘳也。视面乏华色，营阴极虚，形躯疲倦，脾气极虚，挹脉濡弱小数，两尺沉

---

① 苗而不秀者有矣夫：语见《论语·子罕》。意为庄稼出了苗而不能吐穗扬花的情况是有的。

② 间岁：隔一年。

细，寻按乃得。《脉诀》以两尺以候肾。由此观之，不独中宫气营交虚，下焦肾真亦渐云衰。古谓久痢伤阴，痢久伤肾，洵不诬也。拟用古方黑归脾[①]合益气加味，调其脾阳，滋其肾阴，升其清阳，塞其漏卮，恪守频服，不但有治病之功，亦且有减澼之力。

八一、水肿

水肿一症，《内经》有先喘后肿、先肿后喘，治肺治脾之别。据述始由咳呛，骤然一身尽肿，渐至囊若晶球，足若浮瓠，忽肿忽平，已一而再三矣。细揣病机，良是风淫水饮，内蓄肺脏。肺气痹塞，一身之治节不行，三焦之输运欠捷。肺主皮毛，以致肤廓漫肿，其肿势或作或辄，或上或下者，乃风邪善行数变使然耳。诊脉浮大，呼吸痰鸣，此等症候最怕水溢高源，喘不得卧之幻，局势至险，虑难取效。姑拟仲圣小青龙汤合越脾汤，宣泄上焦风水，药随手应乃吉。［批］小青龙汤：麻黄、白芍、半夏、五味、桂枝、细辛、甘草。越脾汤：麻黄、石膏、甘草、生姜、大枣。

八二、湿疟

古人云：宁医十男子，莫医一妇人；宁医十妇人，莫医一小孩。以小儿不能言寒道热，全藉司诊者灵心慧眼，揣摩其病故也。三龄婴稚，乳哺未尝少缺，而面容日萎，色渐日黄，身体忽寒忽热，诊脉弦滑搏数。经云：疟脉自

① 黑归脾：归脾汤加熟地黄，称为黑归脾，亦有将全料炒黑用者。

弦，土色为黄。即以脉色论症，显属湿热内蕴脾土，外越募原，分争如疟。疟热缠绕不休，焉能望其英华外发耶？侍妪以非疟哓哓[1]置辩，医者以湿疟谆谆置论，孰是孰非，附方以质诸明哲。达原、平胃、清脾、茵陈饮。

八三、肝气痰饮

太阴脾土素薄，厥阴肝木素旺。土薄则输运馁，而痰饮易聚；木旺则乘所胜，而中土受克。肝木肆横，中乏砥柱，致令脘腹疞痛，久矣未瘳。前者年华少壮，不过岁时举发。兹已年逾四秩[2]，中宫阳气日微，运行较滞，痰饮浊沫胸凝而不展，脘腹膜脝，不堪容纳，泛泛欲呕，厥气日横。自春迄今，病魔缠绕，精神之困惫，理必当其然。脉来濡弱，双关皆滑。调治法程，当抑肝以安脾，通阳以涤饮，仅仅疏肝破气，非徒无益，而有害之也。拟用《金匮》苓姜术桂汤，合左金、泻心之法，饮邪肝邪互相绾照，频服可冀差等。

八四、肝肾虚目光暗

《内经》以五脏六腑之精华，皆上注于目而为之睛。人之视物能察秋毫之末者，全在真气真精为用，故眼科书有五轮八廓之论。双眸黑眼名风轮，属肝；眼中瞳神名精轮，属肾。肝肾一虚，风轮、精轮失司照临之任，每每视

---

① 哓哓（xiāo 消）：争辩声。

② 秩：十年。

而不明。诊脉尺部濡软，左关弦大。左目瞳光白黯，视物不辨五色，右目瞳光淡绿，视物亦欠明瞭，倘不亟为调治，恐成瞽[1]废之疾。轩帝以肝开窍于目，又曰肾之精为瞳子，循经调理，当滋肝肾，然不过留此一隙微明而已，用古杞菊六味地黄汤主之。

八五、肾虚肺实

水亏火焰，尚有余症。年逾周甲，下焦坎宫之阴潜枯，龙雷命门之阳潜旺。冲阳失涵，载胃腑素蓄痰饮，上干太阴肺脏，肺金失司肃降，遂致嗽逆，肾气不司藏纳，亦主气逆。《内经》以肺为气之标，主乎呼，肾为气之本，主乎吸。兹因肾气不纳，致令肺气不降，是上盛下衰，俯仰相关之恙，有年患此，最虑有喘脱之危。诊脉弦洪搏数，刻届孟冬[2]，得此脉情，是冬得春夏之脉，脉反四时，甚属不祥。三冬藏蛰司令，谅可带疾暂延。窃恐春阳升动，万卉齐芳之候，有亢龙克越之虞，那时且须自慎。既承垂顾，姑拟景岳金水六君煎，参入峻收重摄之品，乃上下取收之法也。

八六、阴虚疰夏

水亏疰夏，高鼓峰[3]先生垂有生脉散一方，保肺涵肝，

---

① 瞽（gǔ 鼓）：盲人。

② 孟冬：冬季的第一个月，农历十月。

③ 高鼓峰：高斗魁，字旦中，号鼓峰。明清间浙江鄞县人。由儒而精医，著有《四明心法》《四明医案》等书。

为痉夏方之冠。今更合都气汤滋养其水，则水能制火而金无火刑，水源不绝，有何惧乎炎天酷暑耶？

八七、冲脉虚痰入络

脉来微濡，沉按殊滑。微濡之脉气必虚，沉滑之脉痰必盛。痰饮内痹于肾督之络，络道欠舒，或时腰痛，或时脊疼；痰饮内干少阴心络，离宫被激，或时悸惕，或时跳跃。非毕竟肾虚则腰疼，心虚则悸跃也。阳气虚馁，奇经冲海无以统摄，血无气摄，此天癸一月而三至矣。即向时之屡屡咯血，亦无非冲海泛溢耳。拟用古方归脾汤，出入互选，频服勿懈，当克有济。

八八、血海虚生内热

四月不候[①]，今诊脉之数象较和似缓。《脉诀》以数为蕴热。数脉渐逊，其内蕴之热亦渐逊也，必矣。要知曩时内热之燔蒸如焰者，总由坎宫肾水不充，少阳木火无以涵养。阴虚阳亢，此内热之所来也，故屡从阴分措法，颇奏厥效。刻下脉之数象固逊，而尺部脉仍虚细，关部脉觉芤大。尺脉之细，肾阴毕竟未充；关部之芤，太冲到底欠富。血海少于贮蓄，经期焉能源源而至耶？拟用古方四物、六味，复乌鲗骨平补方法。

---

① 不候：月经未行。

八九、痘后骨蒸

种花[①]已历百日，形躯迄未复元，面乏英华，䐃肉潜瘪，五心灼热，辗转不瘳。挹脉沉小动数，此乃痘后骨蒸。要知痘中蕴毒，赋自先天，藏乎骨髓，蓄毒虽藉痘苗引诱而出外，余毒因体虚而仍逗留于骨髓。古云肾主骨髓，位居深远。徒滋之，不能退其热；徒清之，不能息其蒸。必须遵经探古，按症设法，庶可弋获。拟用通一子清骨散，宜清骨中之热，髓热得清，脏不受熬，精、神、气三宝自可渐渐恢复，一切兼症，就可为不治之治矣。

九〇、阴虚齿衄

少阴肾水不足，阳明胃火有余，水亏则雷火无济，蒸灼于内，五心时热，《内经》所谓“阴虚生内热”是也。热迫阳明胃络，络血沸腾，齿衄频溅，名虽曰齿衄，或曰牙宣，其血之源流，却深于龈肉。《黄帝针经》[②] 谓：阳明胃脉挟口，绕龈，而隶于承浆之穴。热蕴胃经，血溢胃络，此齿衄之所由来矣。循经调治，当滋肾清胃，脉象尺弱关动，右部较大，拟用景岳玉女煎，复入二至，乃少阴、阳明凉补之成方。

---

① 种花：指出痘疹。

② 黄帝针经：为宋元祐八年（1093）高丽所献之书，与《灵枢》内容大体相同。但《黄帝针经》以九针十二原为首，《灵枢》以精气为首，又间有详略。

九一、肝气蛔厥

脘腹疠痛，频频举发，痛发必膜满泛呕，格拒饮食，嘱侍媪扪揉腹笥，据云硬实之极。诊脉左关小弦，右关殊滑。细体病机，非仅仅足厥阴肝气为累，足太阴脾脏兼有水谷积湿内蕴，湿蕴于里，酿造蛔虫，蛔随肝气或仰或俯，此腹痛呕逆之所由作。治以导滞，佐以和肝，使以制蛔。现际夏暑，地中蝼蚁正在蠢动，当乘时令而驱之，试看虫从粪出否。拟用长沙太守苦辛酸方，复保和、二陈之间。甜腻发气之物，务须暂忌。

九二、环跳疽

古云阳毒为痈，阴毒为疽。阳毒焮红，阴毒色白，此疡科辨虚实阴阳之揭谛[①]。右肾漫肿，环跳穴溃脓，皮色不变，症名环跳疽，是阴症也，虚证也。童真无泄漏之事，何至虚及肝肾八脉，想由先天赋薄，肝肾虚而奇经亦馁，营气不从，逆于肉里，乃生大疡。今溃脓后，臀肉不肯痕，腘内渐削瘦，筋络拘挛，屈不能伸。诊脉六部俱濡，软不任按。形脉互参，无性命之忧，有终身之累。纵使日进填补，亦属虚应故事[②]，如此暑天，何必远道就医耶？

---

① 揭谛：佛教护法神之一。此处比喻真理、规律

② 虚应故事：照例应付，敷衍了事。

九三、疰夏

频年来入夏必病，此名疰夏。夏乃行生长收藏之正令，何以能疰人也？要知夏令，是炎火司权，烁石流金，大凡人之阴水不足，肾脏之水，既不能涵坎宫之火，复不能御时令之热。古云入火无物不消，所以疰夏之体，一交夏三月，必奄奄病瘦也。谨遵王太仆壮水之主以制阳光，预为滋毓肾阴，可称药医未疰之先。

九四、骨蒸

童年阴未充长，谓之纯阳。水不济火，内热始蒸，五心时热，脉沉小数，症属稚幼骨蒸一途。蒸之不已，形消肉脱有诸；肺为热迫，干咳无痰亦有诸。拟用古方清骨散，复救肺阳之生，一清骨蒸之热，一济肺金之焚，是为循经之治。漫消漫补，不遵绳墨，虽日就药炉，何裨哉？

九五、肠痹

肛际结颗如豆，曾经注血，显属牡痔[①]。细考致痔之因，总因于湿火下结回肠。回肠行绕，共有十六曲，主通大便，主泄浊气。兹为湿火所痹，回绕之肠不能循传导之职，遂令粪矢缩小，或时结核为榄实，或时滂沱若水泄，腑气不宣，欲便不爽，里结后重，分所宜然也。《内经》谓："阴络伤则血内溢，血内溢则后血，阳络伤则血外溢，

---

① 牡痔：病名。肛门痔之一种。

血外溢则吐衄。”先由后血，继乃咯血，良由湿火伤及阴阳之络，故血上下并溢也。经训谓六腑以通为用，叶氏更以六腑以通为补，然则调治之法，从通泄为稳。

枳壳　子芩　槐米　藿香　元明粉　青麟丸　桔梗　白芍　丹皮　茯苓　柿饼

九六、痢余腑痹

痢必带粪，肠腑传导之官已复升降之常；思食加餐，胃腑仓廪之官已复受纳之权，病日向安矣。而痢症圊圊努力而胀，上焦肺气郁于下焦大肠之中，气痹不宣，每有里急后重之余候。暑湿注于膀胱水腑，气化不展，每贻小溲滴沥之余痛。肠与膀胱乃六腑之二，从来六腑以通为用，以泄为补。调治法程，贵乎宣泄，忌乎骤补。脉滑，右部关尺近搏。拟用王好古先生枳桔汤，参入四苓、五苓之间，仍是理病，不是理虚。

九七、肺火失音

《内经》以肺属金，主发声音。试观物理，金空则鸣，金实则无声，金破碎亦无声。失音一症，当在金实金破上辨其虚实，虚者是肾水之虚，实者是肺火之实。其虚其实，全在乎脉理。宜清宜摄，势若天渊也。视仪容苍泽，面发英华。抠脉象濡和，右寸觉大。即以色脉而论，肾根虚馁一层，可置勿虞。《脉诀》以右寸候肺，右部寸口脉之偏大者，良由肺金蓄热之所致。金为热迫，咳痰乃作，金受火煅，或时声喑。据述芸窗勤读，声必随哑，偶啖热物，声亦随哑，此火炽克金之明证。火旺必制金，火燃则水涸，纠缠不已，肺脏之液势必被劫。调治法程，宜任滋清，拟用喻氏清燥救肺汤，清养肺金，恪守频服。金得清肃，自然黄钟遍野①矣。

九八、阴虚骨蒸

年将弱冠②，色娇肌脆，体质阴虚，亢阳偏盛，蒸灼骨髓，五心发热，由来久矣。交春阳气升腾，身中虚阳随时序而上升，蒸迫手太阴肺脏，肺金不肃，由渐咳呛转瞬炎火司权，大块阳气日盛，人身一小天地，浮阳虚火亦日盛，遂令热势咳势潜剧。揾脉虚弦动数，六菽之按搏，九菽之按更搏，左尺细濡，右尺偏大。即以脉理论之，良是阴虚骨蒸，水涸金枯，肺肾相关，将成瘵怯之候。然两脉至九菽之候，按搏且数，可谓沉数热矣。脉以沉候阴，数以候热，脉来如许之沉数，骨中之蓄热，炎炎莫制，炎蒸不息，必致髓枯精竭而后已。循经调治，似宜从王太仆壮水之主以制阳光，但救阴无速功，内热如是之旺，投以柔药养阴，亦属杯水车薪。鄙人阅历以来，此等症候，投以清骨散，宜把髓中蓄热一扫而清，亦有热退阴生之效也。

二诊：

形削色瘅，咳呛脉动，五内燔蒸发热，谁不曰病成劳

① 黄钟遍野：比喻声音洪亮。黄钟，古之打击乐器，多为庙堂所用。

② 弱冠：古代男子二十岁行冠礼，表示已经成人，但体还未壮，所以称弱冠，后泛指男子二十左右的年纪。

瘵也。然而虚劳一症，《活人书》[①] 分五脏之劳、七情之损，按症措法，斯可以言医。偶拘拘[②]于虚损属阴，而漫事滋阴。地冬方药，虽门外汉亦能采择，又何须远道枉顾耶？尊恙因属阴虚致热，阴虚致咳，脉来沉数于浮，此热从骨髓中出，徒事滋填柔补无益。抚腹笥颇膨，纳食作䐜，大便靡溏，或时注泻。《内经》有云："诸湿肿满，皆属于脾。"又曰："湿胜则濡泄。"引经以论症，此症也，少阴肾水确虚，而太阴脾脏复有湿蕴，宜可以脾肾双劳名之。脾既有湿，胶、地、二冬，滋柔凝湿，却是湿病之对头，若率尔填滋肾水，肾未受益，脾先受累矣。前议清骨散，宜泄髓中蕴热，投之症脉皆安，谅入彀中，当恪旧守章，更以调中运湿之品，为之佐使。希冀内热潜清，阴气潜复，脾运渐灵，生气渐振，或有回春之望。君不见葛稚川先生治虚劳，谓饮食不调者，一味神曲散主之。神曲即是治劳良药，非毕竟藉乎毓阴也。

九九、冲任虚经不调

大凡妇科百病，首重调经。然而经事之或不调顺，有阳虚，有阴虚，有火盛，有脏寒，有痰凝，有气滞，阴阳虚实，头绪殊繁，不能备指。务要司诊者凭脉辨症，察色

---

① 活人书：原名《伤寒百问》，又名《南阳活人书》《类证活人书》《无求子活人书》等，北宋朱肱撰，成书于北宋大观二年（1108）。全书二十卷，宗仲景，参合各家，首倡以经络论六经方证，强调脉证合参以辨病性，对仲景学术颇多发挥。

② 拘拘：拘泥貌。

论形，循绳墨以措法，经凡不调，即可调而调矣。泛泛以女科四物汤为调经圣药，不亦胶柱鼓瑟乎。年二十有六，未经孕育，形癯色白，月事不调，始则越前，或一月几度，今则落后，所下亦属寥寥。古云：形癯瘦者，多营虚；色柔白者，多气虚。即以脉色论症，体质气营皆弱，曩时之一月数脱血者，良由太冲海无贮蓄，致乖盈昃之常①。调治法程，似宜填补奇经冲海，使源头活水不亏，就可应月印之信，即可应海潮之信也。而挹脉左右六部各百至，俱细濡动数。细濡之脉因属虚家之本相，而动数至一息六至，阴中蕴热颇炽。倘率尔从事峻补，恐碍阴分之热，拟用清骨散作汤剂，径清阴分之热。先服半月许，俟内热稍逊，脉息渐缓，按服薛氏黑归脾汤，《灵枢》乌鲗骨方②，摄补冲海气营。《内经》有云：方有大小，治有先后。岂欺人哉?

一〇〇、脾胃积湿

襁褓婴孩，枣圆杂进。枣子、桂圆，味甘性守，最易酿积造湿。积久内蕴，郁蒸化热，腹笥膨硬，纳乳频呕，身体发热，或缓或炽，都属中宫脾胃积滞之凭症。钱仲阳先生谓：脾有疵则腹膜，胃有疵则呕逆。视儿口指纹不杂，何可漫指猫惊狗惊耶?

---

① 乖盈昃之常：不能顺应日月盈缺之自然变化。乖，不顺，不和谐。
② 乌鲗骨方：出自《素问·腹中论》，非《灵枢》。

一〇一、痰饮犯胃入络

六月上浣[①]，忽然躯体掣痛，或流于肘臂，或窜于腨[②]腘，行之莫定。竟以风寒湿三气杂受之行痹症名之，何尝背谬。然而痛痹、行痹、着痹等病，病气在乎经络，不干脏腑，何至有脘痞拒纳，闻腥欲呕之理耶？据述数日前，见粥饮即觉泛泛，见干饭亦可勉啜，即此以辨其病理。其始也，由痰饮入络，其传也，乃痰饮犯胃。粥饮与痰饮，皆属水液之浊，所以见粥辄吐，而今胃中痰饮贮蓄殆满，连饮亦不能啜矣。询知平日晨起，必咯灰痰。抱恙以来，绝然不咯，亦是痰饮内滞之真凭的据也。视舌苔腻厚，挹脉象关滑，与痰饮家色脉亦丝丝入扣。拟用《金匮》苓姜术桂汤，以通阳涤饮，合生姜泻心汤，以开痞降浊，此法乃古法也。

一〇二、损及中土

阴虚阳越，频年失血，形瘰脉劲，损怯何疑。忆古卢国秦越人扁鹊论损症，有上损、中损、下损之别，其措法刚柔亦迥别。询知大便溏泄，胃钝纳懈，或时脘腹膜痛，或时泛泛呕逆，诸如等类，都属中宫脾胃两不和谐。设以阴虚失血而漫投滋补，或因阳焰咳呛而卒进清降，与中土有疵之恙却有柄凿不相合。扁公有下损及中之论，《金匮》

① 上浣：上旬。

② 腨（shuàn）：指腿肚子。

有诸虚不足，先建其中之训，垂有建中汤一方，取稼穑作甘之补，更寓有酸甘化阴，辛甘理阳之意，可谓尽善尽美。谨遵其旨，缘脘际欠舒，时作噫噫，纳食不消，腹胀觉响，此二端不独脾土之体虚惫，而脾土之用亦属不及，故以疏运之品，以理太阴之用。

一〇三、虫痛

虫扰腹痛，痛即服药，药即下蛔，蛔下渐瘳，瘳尔复发，至再至三，而竟不肯锄其根荄[①]。其故何也？古云物必先腐，而后虫生之。即此着想，蛔蛲之不能捣其窟宅，总由食物不节，水谷之气酿积造腐，蓄腐蒸虫，蛲蛔生生不绝，致腹痛绵绵不息。拟用长沙太守方，复锦囊驱虫法，忌甜腻，禁发气，戒生冷，尤为防微杜渐之要策。然而此等功法，全凭自家，不恃医家也。

一〇四、胆胃热食滞中

胆胃热燃，夜不恬寐，睡中惊惕，历已多日。此经谓：胃不和则卧不安，胆不宁则惊惕生也。耳聤[②]之流滋，头颅之瘰疖，何一非胆火上焰之明证？日前忽然上呕下泄，旋即谢谷不纳。视舌苔腻浊，挹脉象搏数，右手寸口更形其滑。《脉诀》以气口之脉主停滞之患。吐泄之突来，良由食滞脾胃，中枢混浊，斯脾失乾健之运，胃失受纳之

① 荄（gāi 该）：草木的根。

② 耳聤：耳部流脓。

权。拟用古方加减温胆汤，复以保和，调理脾胃胆三经。

一〇五、饮痹肾络

谚云：头痛用川芎，腰痛选杜仲。腰疼历有四载，缠绵不肯告瘳，即肾元虚损，岂不然乎。而脉来但有滑象，并无弱意。《脉诀》以滑为痰病。即以脉理而论，要是痰饮痹着肾络。据述不能转侧，不堪俯仰，咳呛引痛腰胯，每嗽必咯稠痰，诸如等症，非毕竟肾虚，然后腰痛也。姑从仲圣肾着汤，复温药通阳之法。

一〇六、肝气痰饮

中阳虚而痰饮聚，肝木横而胃受侮。膺膈与脘腹齐膜，膜痛与呕吐并至。关脉双弦。两调肝胃。

一〇七、尻骨疽

抽掣肛缩，诸恙俱渐渐退舍矣。兹当专凭乎脉理脉情以判虚实，乃诊脉左右六部各百至，初按殊觉搏大，重按即觉濡弱，此名芤脉。芤之为义，乃内虚外实，中空外盛之象。大凡脱血家、新产家每有此脉，尚属相合。而细调脉息，一呼一吸之间，竟有六至之动，此名数脉。《脉诀》以数为热症，得之新产脱血，疽溃溢脓之后，岂是实火实热，良是阴虚阳焰。轩帝所谓“阴虚生内热”，信有诸欤。要知人之阴阳，贵乎不偏不倚，庶无偏寒偏热。一有所偏，即有偏胜之患，身体频时轰热，起动旋即汗泄，际兹秋凉时节，五心尤觉发热，诸如等症，都属水不济火，阴不恋阳，致使虚阳扰攘不已也。调剂之法，须静药以滋阴，介类以潜阳。询知右腿臀跸膝踝尤酸痛彻骨，抚之摩之不能平贴。此非前日之虚风入络可比，当从脂膏溃乏，筋骨失涵例措想矣。元气元真，亏不肯复，尻疽时溢，漏卮涓涓。不实涓涓之漏，最易走泄脏真，亟宜为之收摄，否则每有因漏成管，因漏成损也。然而尻疽之漏，非参芪补气可以收摄，当填补奇经之督脉，因尻虽居于尾闾之骶，其源却联贯于脊之二十四节。若以补气为疡门要术，非特与督脉无涉，窃恐气愈补而阴转虚，致贻他症。忆疡科收摄漏疽，将有芪术之法，故不揣卑陋，预辨及之。拟用景岳先生左归法，合生脉，复龟鳖之介以潜阳，参麋虎之理督强筋。如是立法，真阴之虚，厥阳之焰，筋骨之馁，督尻之漏，似皆囊括无遗。

一〇八、肺瘀

今年冬至节，天气过暖，层冰罕见，此属天令之不藏。天令之不藏，即是阳气之不藏。人在气交之中，触受其邪，名曰温邪。温之为邪，化火最易，火威较炽，即化为毒，岂毕竟大疡大疖夫然后有毒耶?《内经》有云："清邪中上"。温毒之气氤氲泸荡，无形无迹，是亦清邪之一流乎。身体曾经发热，颧颊曾发绛点，咳呛欠爽捷，声音欠嘹亮，都属上焦肺症，是亦清邪中上之确据乎。《内经》又云：胃上焦不行，则下脘不通，下脘不通，则胃家生热。《经脉》又云：阳明胃脉，挟口龈，荣颧面，而交于承浆之穴。口气臭秽，龈裂血溢，是亦阳明胃热，诚中形外治确凭乎。《内经》又云“人之皮毛为肺之外合”，故经文有“肺主皮毛”之语。肺之蕴热蕴毒，发泄于皮毛肤腠，遂令上下一身剥肤蛇皮，是亦太阴肺热彰明显著之验乎。医林诊脉，全本轩帝《内经》，遵经训以论症，靠症候以论治，循经调剂，希冀弋获。若然而漫指其病名，昧然而漫施方药，焉能有济？两龄弱稚，病魔许久，形躯日益消瘦，脉象日见细数，阳津阴液日就乎枯燥矣。鄙人阅历以来，幼科津枯热燥之症，不为善调，每致延成肺痏肺瘵而后已。殆至延成痏瘵，虽有经济之方，亦属鞭长莫及。为今之计，阴液之虚且枯者，急为之滋养；肺胃之火蕴毒者，急为之清化。如是措法，七日一候之间，定能渐臻功效也。

洋参　石膏　蛤壳　桑叶　冬瓜子　地丁　芦根　天冬　川贝　竹茹　郁金　银花　杷叶

一〇九、痱中

一阳乍动，六管飞灰[①]，坎中之阳，随灰而飞，身中之阳，随阳而升。两日前，神酣目窜，语言谵妄，此痱中也。气卫调治渐齐，目光渐威，宛若转机。脉象日形见细数，津液日就乎枯燥矣。脉如解索[②]，旁有峰锐，此五恶脉中虾游之脉也。李濒湖先生《脉诀》云：虾游静中忽一

① 六管飞灰：古人烧苇膜成灰，置于律管中，放密室内，以占气候。某一节候到，某律管中葭灰即飞出，示该节候已到。六管：古代管乐器，用玉制成，像笛，六孔。

② 解索：指脉象忽疏忽密，节律紊乱如解索之状。

跃，三朝五日愁惊唬。[1] 迅雷之骤至，恐不及掩耳欤。姑仿刘河间先生地黄饮子法，用浊药以轻投，未卜得占效验否。

二诊：

古云：有非常之人，必有非常之事，亦必有非常之兆。昨宵冥王遣使投刺[2]，寄言海屋添筹[3]，善人果报，如影随形，闻之令人惊喜交集。前诊脉象，乃属虾游之脉，果无生理。今挹脉象，忽变为代，代较虾游虽逊一层，然亦在五恶之中。尝读《内经》，谓："五十动一代者，一脏无气；四十动一代者，二脏无气；三十动一代者，三脏无气；二十动一代者，四脏无气；十动一代者，五脏无气。"今按脉左右六部各五十至，竟有不满十动一代之象。旬日之内，仓卒之变，真真须防。而阎君既许增季，我辈庸流，焉敢妄议。既脉息有疗治之道，当先疗治其脉。疗脉之方，拾汉长沙太守张圣复脉汤、卢国秦越人扁鹊生脉散，除此二方之外，无第三方可遵，谨并采而互用之。缘躯质素属阳盛，姜桂辛温之药，故擅删去也。

一一〇、阴虚阳亢

木失水涵，肝阳上焰，叩金则金鸣致嗽，贯耳则耳鸣

---

① 虾游……愁惊唬：李时珍《濒湖脉学》未见此文。

② 投刺：指投递名帖。刺，名帖。

③ 海屋添筹：旧时用于祝人长寿。语出宋·苏轼《东坡志林》卷二："海水变桑田时，吾辄下一筹，迩来吾筹已满十间屋。"海屋，寓言中堆存记录沧桑变化筹码的房间。筹，算筹，旧时用来计数的工具。

如蝉，窜于阴络则络沸痰红，形容日瘦，五内灼热，原属阴虚阳亢损怯一途。诊得脉象细濡，未致动数，阴根犹恋，开怀静养，可冀康复。

生地　阿胶　青黛　茜草　枣仁　甘草　麦冬　牡蛎　桑皮　川贝　石膏　枇杷露

一一一、咯血

夏初因络伤咯血数日，去血盈碗，阴分略空，冲阳显逆，时显作咳。每交阴分，病势转剧，嗣又稍值烦劳，红又复发，咯去数口，屡不痊，致阴分更伤，阳更冲逆，咳逆时作，皆缘阳络未和，冲气未平耳。素体阴虚有湿，由湿生痰，得吐咯则爽，五心微热，筋脉酸楚，乃阴虚而络脉失涵也。舌本淡而根苔腻，脉左细数，右小数涩，两尺均弱。连日便又溏泄，澼澼不爽，腹微痛而带肠鸣，亦是湿阻中焦之明症。经云：阳络伤则血外溢，血外溢则咯血。又云：血随阳冒，阳不潜藏，则血不循经，随阳而上越。① 阴分固虚，而阳络未和，且中焦又有湿痰，大便溏泄，其滋阴腻滞之品，断不可施。姑先和络潜阳，盖理中焦痰湿，俾络和便实，再嘀②养阴顾正。

旋覆花　女贞　川贝　丝瓜络　银花炭　云苓　枇杷叶　冬瓜子　橘红　茵陈　米仁　旱莲　丹皮　青黛拌蛤壳

---

① 血随阳冒……随阳而上越：《内经》未见此文。

② 嘀（dí 迪）：商量。

一一二、咯血

连日咯血屡发，每在交阳分时为甚，余则络绎不绝，色带瘀滞，身不发热而气冲作咳，胃纳依然，脉左小数，右虚数，仍有涩象，舌本淡红，苔薄白近干。究系阳络受伤，血随阳溢，血去则多，络松阳上逆。冲脉逆则诸脉皆逆，逆则血不能循经归窟，而妄行清道，咯红不已也。至于痢下赤白，腹微痛而不爽，此腑阳为湿热所侵。刻下冲阳甚急，宜凉营潜阳以和络气，兼清肠腑，俾冲阳渐平，血不再逆，可冀向安。

川连　牛膝　生地　白薇　茯神　旋覆　丝瓜络　阿胶　黛牡蛎[1]　丹皮　旱莲　柏炭[2]　藕节

一一三、咯血

诒脉右寸关动数，左部细涩而软。此咯血屡发不止，每在交阳旺时而来。此血皆由肝胃冲脉而来。要知肝为藏血之宫，胃为储血之海。诸经之血，必汇集血海而散布于五脏。今阳旺热炽，冲阳上逆则迫血妄行清道而吐咯不已。无如[3]素体阴虚，湿热颇旺，连日去血，阴分大伤，深恐阳气不能潜蛰，防有喘急汗泄之虞。面黄舌腻，未能孟投阴腻，拟用玉女煎，合犀角地黄法，既可滋少阴之不足，又能清阳明之有余。此方虽治气分虚热，然气为血之

---

① 黛牡蛎：青黛拌牡蛎。

② 柏炭：指侧柏炭。

③ 无如：无奈。

帅，而佐以犀角、地黄，专治血逆妄行，再参入介属，庶乎合理。未识能应手否，附方候正。

生地　牛膝　石膏　犀角　丹皮　麦冬　知母　决明　茵陈　茜根

一一四、咯血

肾虚根蒂不固，肝阳焰火易浮。今年首夏，因举纲之劳，血随阳溢，曾经大吐特吐。秋仲又因武陵之游，登山临水，未免云劳，劳则二火炎于高巅。然而此火也，非六气感邪所化，乃身中肾气肝阳偏胜而致。肾之气即是雷火，肝之阳则是相火，二火须借阴津以护之，癸水以涵之，尤赖身心湛静以养之。以坎阴素弱之体，龙雷之火与相助之火，本跃跃欲肆，加以酬应之劳，身心之动，二火随动而动，激动太冲奇海之血，肝家守脏之血，离于位而上溢于口，此吐血之所由来也。太冲为血之最富之海，肝脏为少气多血之脏，致血之涌也，如崩如瀑，有不可止遏之势。血涌凡五昼夜，或缓或盛，或作或辄，失去营血不啻数升，阴愈伤矣，阳愈焰焉。甚至冲气左升，必欲令人抚捺[①]，以肝为左升之区也，其升气每剧于寅卯[②]者，寅卯为肝木用事之时也。披阅前方，半属泄气清营之剂。苟用以治阳明有余之血，可冀效同桴鼓，以治阴虚阳亢之血，未免有病远药近之弊，无怪乎愈清而血愈溅也。诊得脉象

① 抚捺：抑制。

② 寅卯：指清晨3时至7时。

弦梗动数，殊失冲和之韵。脉息之不冲和，就是气血之不冲和，气血之不冲和恬静，再涌再冒，势所必然。循经调治，须宗王太仆“壮水之主以制阳光”，更仿李士材“乙木癸水同源共治”之训。再以介属之品，以潜其阳，下行之药，以导其势，似是措法，庶几不违轩帝治病求本之道，附方候正。

熟地炭　紫石英　牡蛎　牛膝　丹皮　湖藕　生地炭　炙龟板　人参　天冬　旱莲

一一五、咯血

咯血既止，营阴大伤，阴虚于下，足跗觉冷，虚阳上越，耳如蝉鸣。幸而身不作热，胃纳虽减，尚知甘美。惟口中尚有秽气，且有韧痰，尚有余热。阴虚则木失涵，上升作咳，左卧不适，则其明证。此谓上升之气，皆从肝出，气有余便是火。《内经》云：肝生于左，性喜条达，得通则适也。口中干而不渴，亦属阴虚津液不能上供；大便乃溏，腑中尚有余湿；筋脉酸楚，乃血去既多，经失营养使然。挹脉左寸关小数而涩，右寸关濡数，两尺均软弱。此雷火出藏，而肝阳气火究未平贻。舌苔薄黄根腻。参诸脉证，无非气血兼耗，营阴亏乏，络空则虚阳浮越，治拟育阴潜阳，乃一定章旨。

生地炭　天冬　人参　元武版[1]　茯神　牡蛎　杷叶　熟地炭　阿胶　牛膝　鲜石斛　丹皮　旱莲　莲子

---

① 元武版：龟板。元武即玄武。

第二卷

一、咯血

脉形左寸部细数而动如豆，左关部中取细弦，重按有濡像，轻取不浮，左尺部数象较之寸关两部倍大，兼有躁象，寻之尺泽亦然；右寸部数，上乘鱼际，右关部数而动，有上乘寸口之势，右尺部细而尚静，幸无浮躁之态。据脉论症以揣其病源，左寸之数而动者，是心阳不静之故。考之《脉诀》云：左寸宜浮洪而净，方是血充无火之象。今按之颇细，乃失血过多，心营受耗也。左关宜弦长流利，方是肝营充足，气机和谐之象。今中取弦而细，亦是失血后之正脉，惟按之有涩象，此肝营有所伤，而气机不鬯[①]也。左尺宜沉细而弱，方合肾水潜藏之旨。今按之数大且躁，是肾阴不足。坎中之阳，全赖上下阴爻以济之。揣此不静之意，颇似水不济火而火上炎之意。论至右寸宜细浮而涩，方合秋令属金宜涩之旨。今有上乘鱼际，显然属金不克以制木，反生火以克金，所以气时频升，抚捺似缓。经云：上升之气，自肝而出。又云：诸逆上升，皆属于火。即此义也。右关宜中缓而大，方合戊土之脉。今现数象且动，动属木，数属火，颇似木火犯胃土也。自述口臭觉秽，时嫌口腻，是木火上潜胃部，非毕竟胃中竟有实火也。右尺宜静而沉细。今得之症，显是龙雷之火尚

---

① 鬯（chàng 畅）：通“畅”。《汉书·郊祀志》：“草木鬯茂。”

称安分，根蒂幸不动摇，尚为吉兆。视舌苔根色微黄，不甚厚，外之半截淡红而净，营分有热，气火上升。自述失血，曾吐数碗，自觉有遨游煎慱①之气填塞胸中，遂令咳呛痰红，络绎不绝，日甚一日。揣此病源，良由火气燥金，金被火克，金之清肃失职，肝木借此而升。所谓久咳不已，震动阳络，络伤血溢，理所宜然，断非因登临之劳动所致也。据云身热时带肌寒，此乃失血后营虚卫弱，切不可作外感论。方书中有血脱益气之义，拟三才合介类潜阳之品，而一切涩味，权且删去。因肝为刚脏，非柔不和，重镇压气之物，恐有肝木性强，不受其制，反为扰攘耳。管见如斯，未识明眼者以为然否。

天冬　人参　山栀　元参　龟板　蛤壳　熟地　阿胶　丹皮　旱莲　决明　藕节

二、咯血

体素阴虚，气火偏旺。自五月大气泄越之时，适因举重物伤络，络血外溢，徒然失血盈碗。出之初起，不足为虑，饮食起居一切如常。近交秋分，节前节后，又值劳倦伤阳，气火浮越，迫动阳络，络血上逆，每交寅卯，症乃加剧。阴虚于下，阳越于上，气少收纳，血随气腾，幸不甚咳，饮食尚安。按脉细弦，右部欠柔，重按虚软。舌本微黄，尖光而干。虽属阳明络血，然去血过多，未有不损及肝肾之阴也。目前论治，总不外乎大剂补摄肝肾，佐以

① 慱（tuán 团）：忧苦不安貌。

介类潜阳，以冀阴液渐得恢复，气火不致浮越。附方候证。

熟地　龟板　人参　阿胶　金斛　旱莲　藕汁　生地　牡蛎　茯神　牛膝　血余炭　天冬　淡菜

三、咯血

日前趋候之时，因阳冒如焰，血涌如溅，阴守过馁，阳光过亢，故用王太仆“壮水之主以制阳光”之法。药凡四进，时计三周，左升之冲气已平，无须抚挞，载血之冲阳已退，余波未疗，眠也安恬，食也饕餮[①]。诸款互评，显似路转峰回，渐展坦境。而冲火大焰之余，两肺金之脏难保不被其烁。时届霜降之令，太阴柔金最易化燥，频频咳逆，声殊干涩，冷柿入喉，襟怀觉旷。证诸见症，非金焚肺燥之征乎？失血太多，坎宫亦见渐虚，五心时热，扪之殊欠淖泽，脉息不潜藏，沉按尤动，非阴虚阳扰之验乎？循经调理，宜养阴以配阳，清金以润肺，介属骨胄[②]之品，泄其阴中骨髓之燔蒸。论方药似故淡一层，论脉症却精进一层。

生地　石膏　桑叶　阿胶　金斛　炙草　人参　地骨　麦冬　青蒿　牡蛎　杷叶

四、咯血

脉形左手寸关与尺俱细数尚静，右手寸关两部独洪数

---

① 饕（tāo 涛）餮：贪吃，此指食欲好。饕，贪吃。

② 胄（zhòu 昼）：盔，古代战士戴的帽子。

不安，本部有上乘鱼际之势。据脉论症，肝阴之虚不言而喻，肺胃之热未能清肃，故身热不净，咳呛时作。论治不宜执从失血之后，概用涩味固纳，一则恐其留瘀，一则恐其胶热。热胶则气必不肃，吐血后所以多咳逆也；瘀留则血必不宁，吐血后所以多复发也。据目前而商善后之法，不如专以清养，上则肃其肺胃，下则涵其肝肾，火不灼烁，庶望水源渐生而木得水养，则肺家之热自退，热退则血静，不治血而血已。附方候正。

洋参　石膏　丹皮　生地　上甲[1]　杷叶　阿胶　川贝　地骨　青蒿　淡芩　桑叶

五、咯血

进二至百补，合甘寒益胃，柔剂育肝，午后之咳呛较缓，而随动则依然作咳。此必血去过多，营阴大耗，而肝木之母失其涵养，故木火易升，此左关部之微弦而带数象也。论至左寸心部，虽宜洪大而浮，以一息计之，得有五六至，究嫌其数而不静。《养生篇》云：毋摇尔精，毋劳尔形。然此尚是浅近之言，故下文必犹以皈心静默，可以长生。故皈心静默之句，不独寒暄色欲，要必以万事往来，却不细用其心，方合此旨。谚云：三分药，七分养，即此谓也。治法不出涵养肝肾，静以制动之法。

熟地　北沙参　上甲　麦冬　蛤壳　天冬　元参　阿胶　决明穞豆煎汤代水

---

① 上甲：鳖甲之别称。

六、咯血

兼旬不晤，脉息颇静，细揣左右六部，脉象凝神而咏，不徐亦不凑，不大亦不小。时值霜降之节，得此和缓之脉，身中阳气堪以随时序而收敛。转瞬时交冬令，身中之阳气，谅可亦随序而蛰藏。藏蛰得以巩固，何愁其宿患复萌耶？然而养藏之道，全赖养气功夫，却不借乎医药，苟能参透孟子养浩之章[1]道理，就是君家[2]长生妙术也。刻下所诊治者，无隙可寻，无疵可指，惟有咳呛不已一层。大致失血之后，咳呛之症，有下虚者，有上实者，宜补宜清，最须分别，必于四诊，体察精详，庶无盛盛虚虚之弊。询知咳呛之作，作于形动之动，形动气亦动，气动咳乃作。以此论之，其咳呛之源，总由阴根不固，阳气易浮耳。然则善后之计，宜溉其阴。而挹脉之顷，闻咳声再四，其咳呛之声窒而滞，其痰沸之声绊而韧。以此评之，下焦肾阴之根蒂虽虚，上焦肺脏之痰气颇盛，可称下虚上盛症候。要知人之肺金，为轻虚之脏，一尘不染，腻药乱投，上焦之盛者愈盛，咳呛声之窄者愈窄，每有失音之幻。鄙意不若且宗卜盖山吴氏轻清柔婉之治，务要把华盖金脏理得湛静，肃清咳呛之势，那时议以大封寸脏，大填大补之剂，下焦得沾利则上焦不致受壅蔽也。

洋参　百合　蛤壳　地骨　川贝　竹茹　上甲　白薇

① 孟子养浩之章：指《孟子·公孙丑》：孟子曰：“吾善养吾浩然之气。”

② 君家：敬称对方。犹您。

叭杏　紫苑　鲜斛　枇杷叶露

七、咯血

明日乃立冬气候，是闭藏令也。诊得左右六部脉息各百至，停匀无轩无轾[①]，湛动不静不锐，乃应时序藏蛰之候。脉息能应天地秋收冬藏之度，龙相谅不能应渊潜海蛰之权矣，是失血家最妙之境。日来眠食皆适，精神亦霁，惟咳呛一层，当未能铿然而止。闻咳呛之声似有冲气激挠，略啖甜食，咳呛随已，以此揆之，此咳之所困，显因气之所逆。是气也，名曰坎气，即医林所称肾气者是也。肾气之所以易冲易焰，实因肾阴之失涵失滋耳。填补摄纳之剂，似可从此进阶矣。忆古卜盖山吴氏治红症初痊之症，每著肺金之不肃；古吴江徐氏[②]论二地二冬，最助脏腑之痰浊。徐吴二家调理虚症，遐迩驰名，失血后，脏性药性两端，当非无裨之空言也。爰拟滋摄之方，作饮子之煎，浊药清投，补其下庶不致碍其上云。

条芩　蛤壳　天冬　叭杏　百合　枇杷叶　阿胶　龟板　白薇　山药　牡蛎　熟地

八、劳倦伤脾脾不统血

《经》云：女子二七而天癸至，七七而天癸竭。此言

---

① 无轩无轾：不轻不重，不高不低。轾轩：古代大夫乘用车的顶前高后低称“轩”，前低后高称“轾”。引申为高低、轻重。

② 吴江徐氏：徐大椿，字灵胎，晚号洄溪老人，江苏吴江人。清代著名医家。

其常也。若体质之羸怯，则未至七七而月事早停；倘气血交充，则逾七七而经红仍至。诊得脉象六部均软，两尺尤弱，面乏华色，肌肤瘦槁，脉形近乎虚损。而年将周甲[①]，月信犹按月而来，衃[②]下颇多，宛如太冲富有，以不足之躯现有余之症，其故何耶？询知游子久离，倚闾望切[③]，家乏应门，井臼[④]亲操。思虑既伤脾，劳倦亦伤脾，心不生血，善忘恍惚，脾不统血，斯天癸当止不止也。在妇科首重调经，在此症却宜摄经断经，否则铁树放花，漏卮不已，将何以堪耶？拟用古方归脾汤加熟地、当归、乌贼骨。请政。

九、阳虚躯颓

年望古稀，神疲色痿，兴居索然，肩垂背曲，咳吐稀涎，食物易噎，步趋易蹶。此桑榆暮景，药石未易奏功，然岂可任其衰颓，不为挽援耶？故古圣先贤诚心寿世[⑤]，制有还少丹、长寿丸等方。观其立方命名，足见圣贤有希冀扶弱为强，共跻寿域之意。然而阁下之衰，不衰在坎阴而衰在命阳。阴柔之补，却非所宜。命阳即先天真一之元气，又谓祖气。祖者，宗也。后天熟腐水谷之中气，上焦宣布充阳之大气，皆由此而生生不息。道家炼丹诀，谓三

① 周甲：干支纪年一甲子为六十年，故称满六十年为周甲。

② 衃（pēi 胚）：瘀血。

③ 倚闾望切：靠在里巷的门口向远处殷切地望着。形容父母盼望子女归来的心情十分殷切。闾，古代里巷的门。

④ 井臼：井，汲水。臼，舂米。代指家务。

⑤ 寿世：造福世人。

元归一气，即此理也。兹因祖气凋零，命火不能生脾土，脾阳式微，健运失权，日进水谷精华，不能滋长气血，徒以变浊酿痰。身体发肤、四肢百骸无所灌溉，精神形色遂尔萎靡。痰饮生于脾，而贮于肺，胸中大气失畅流行之度，斯咳逆而兼膈噎也。拟用附子理中汤合六君，复瓜蒌薤白汤，温命门，理脾阳，通胸阳，似乎三元俱有绾照，未审有当否。

一〇、冬温

节届小寒，层冰罕见，此乃天气不藏。人在气交之中，每随天气为转移，以不蛰之躯，感不藏之气，名曰冬温。冬温一症，发于肺胃气分者为轻，发于心胞营分者为重，发于厥阴肝经者为更险。身体发热，即头痛如劈，继则纳饮即吐，是厥阴温邪犯乎胃，而直冲乎巅也。昨日寅卯木旺之秋，蛔从上越，目光随瞪。今诊候之间，神气似昏非昏，烦冤躁乱，辗转床褥，不能稍安，此厥阴肝木旺极矣。风阳旋绕，神魂不附，必致风动痉厥而后已。脉来弦短无韵，舌绛苔色腻黄。险象环生，好音难必。勉拟左金温胆汤去甘草，加羚羊、决明、钩钩、蜀椒，送服抱龙丸，乃厥阴阳明药也。参政。

一一、肝风痰厥

两投镇肝和胃之剂，厥阴肝邪暴不肯抑，昨朝夜半、今日黎明，又吐长蛔。要知虫为厥阴风木所化，风阳炽盛，载痰热横冲直撞，莫可止遏。痰气壅于肺，肺金实则音不出，遂致沉酣为睡，锥之无声，摩之无臭。蕴热于心，窍蒙而神明乱，斯呼之不应，问之不答。风摇木极，头为之颤摇，目为之窜视，手足为之搐搦。在幼科见此，名之曰惊风。在大方[①]诊此，必名之曰内闭。以愚意揆之，可名之曰肝风痰厥。调治之法，自宜镇肝之逆以熄风，豁痰之蔽以宣窍，芳香辟秽以醒其神明。然而此等症候，鄙人阅历以来，不知几许，欲求药石回春，如觅麟毛凤角。

犀角　翘心　决明　杏仁　郁金　至宝丹去壳研冲　胆星　蝎尾　竺黄　钩钩　姜竹茹黄金一两煎汤代水

一二、癫症

抑郁顿挫，侘傺[②]无聊，久久不悟，心乃偏倚。心主偏，则十二官皆偏。相傅之官失治节，仓廪之官失五味，将军之官失谋虑，中正之官失决断，诸官不司其职，神魂志意如飓发波掀，不可止遏。遂而纳不知味，寐不交捷，言语无序，哭笑无常，或时高歌浩叹，或时擦掌挥拳，此即《内经》所谓阴并于阳，阳并于阴之癫狂症也。即用轩帝生铁落饮以治之，取重以镇怯，安神定魂之意。

铁落　半夏　茯神　琥珀　郁金　菖蒲　广皮　竹茹

一三、阴虚劳损

虽云伤风而起，诊脉得虚大动数，左尺极弱，右寸倍

---

① 大方：即大方脉，泛指成人内科疾病。

② 侘傺（chàchì 差赤）：形容失意的样子。

大倍数，即此以脉谛察其病，显属肝肾阴虚，劳损症矣。以男子左尺内应肾水，右寸内应肺金也。调治之法，自宜滋水清金，水充则虚热自退，金清即咳呛方瘳。然必先屏去家政，宁神静养，以冀渐安。或劳心力，君相二火必随之上炎，炎自炎，而劳自劳，虽终年困守药炉，亦属无裨。试视“劳”字之义，二火上着于高巅，庶理会焉。吾闻君子赠人以言，爱人以德，故敢忠告而善导之。

生地　川贝　杷叶　广皮　桑叶　洋参　地骨　麦冬　叭杏

一四、癫症

《经》云：故贵脱势，名曰脱营。尝富后贫，名曰失精。虽不中邪，病从内生。公却兼而有之。忧思终日，恚悔穷年，神伤思虑则内脱，意伤忧愁则肢废，形神起居遂而渐变，面黧肌削，语言无序，有类乎痫疾矣。仆既无指石为金之术，又乏还官还爵之权，无情草木焉能出关心之恙。既承远道降临，谨将二语奉赠，曰：人生行乐耳，须富何为？请铭之座右，日诵五十遍，遵守百日，自有消息。倘毕竟欲术方药，可服王荆公妙香散[①]。

洋参　枣仁　甘草　龙骨　柏子仁　茯神　益智仁　远志　朱砂研极细末，以菖蒲汁一杯和冲

① 王荆公：王安石，字介甫，号半山，谥文，封荆国公。世称王荆公。

一五、正虚邪留

体素丰腴，湿胜痰多，平时喜嚼肥甘，尤能酿痰造湿，酝蓄于内，已非旦夕。昨月杪[1]，忽形寒身热，筋节酸痛，定是风邪外感，邪不获宣泄，与向之湿热胶痰互结于阳明胃腑之中，胃气不降，不纳不便，肝阳上扰，呃逆频频，高年病扰多时，形削色夺，元气大伤，视舌苔灰腻黄浊，口喷秽气，病气未驱，正虚邪留，已属棘手。诊得脉象摇梗，如循刀刃，重病见之，百无一生，勉拟候商。

人参　云苓　谷芽　半夏　广皮　藿苏梗　旋覆　枳壳　竹茹　代赭　白芍

一六、忒症[2]

老佛欲登彼岸，凡间草木焉能暂系慈航，即师友情深，再三合诊，勉拟一方，不过作曲尽人谋之计。

参脉散　六味[3]　五味　紫石英　胡桃肉

一七、喉痹

《内经》谓："一阴一阳结，谓之喉痹。"一阴，少阴君火也；一阳，少阳相火也。二火焰而上结，总由下焦坎水不足，致震中之阳、离中之火，不能潜然归窟。据述足跗殊觉清冷，头面颇嫌燎燔。细察病情，上盛下虚，显然

① 杪（miǎo 秒）：指年月或四季的末尾。

② 忒（tè 特）症：指危重病症。忒，过分。

③ 六味：六味地黄丸。

如绘。诊脉浮按动数，重按濡弱，亦是阴虚阳浮，拟古方上病治下法。

熟地　萸肉　泽泻　牛膝　山药　龟板　知母　云苓　紫石英　黄柏　丹皮　金叶兰

一八、天穿地漏

坎水亏于下，龙雷相火无以恋，或时上焰，或时下迫。下迫则肛发悬痈，漏卮脉脉，上炎则肺热咳逆，呛血绵绵，此世俗所称天穿地漏之症，乃虚症之最恶者。穿漏即久，有形之精血愈虚，无形之木火愈炎。蒸痰灼液上干乎华盖之脏，致咳呛痰稠，日以益富；旁窜于少阳之络，致颈瘿疬，磊磊如串。挹脉摇动不敛，右部尤有锐象。厥疾之缠绵辘转，全是少阳气火之焰蒸不熄耳。倘不急为善调，必致金破不鸣，疬穿脓溃而已。慎之！

洋参　海藻　元武　泽泻　天冬　夏枯草　川贝　桑叶　地骨　叭杏　杷叶　丹皮　鳖甲　竹茹

一九、巅疾

巅疾发自襁褓之年，十三年来频年叠发，此名胎病。《内经》谓：人生而有巅疾者，此得之母腹中时，其母有所大惊，气上而不下，精气并居，故令子发巅疾也。条下不注者，并无焫[①]刺之法。想病得胎中，根深蒂固，非针火所能拨，非药石所能疗也。方书相传，有胎骨丸之治，

① 焫（ruò 弱）：指用火烧针以刺激体表穴位。

同气相求也，理合录之。

胎骨一具，河车亦可，金箔一两，枣肉为丸，每日寅早服三钱。

二〇、温邪

温邪重感，半月不解。询知自起病迄今，未经得汗，邪无开泄，热郁日酷，将身中阳津阴液销铄殆尽，身热若拥炉，肌肤燥欲揭，粒米不下，渴欲冷饮，宵汗不寐，喃喃呓语，肝风内动，手足瘛疭，目直鼻煤①，唇鲜齿垢，舌光干绛。诊脉小数，至数不明，状若虾游。见证无阴，阴伤邪陷，欲解其邪，须寻出路。出路者，战汗而形同枯槁，膏泽绝无。《内经》虽云“阳之汗，以天之雨名之”，要知汗发于阳，而其源在于津液，津液既涸，汗从何来？再以表剂发汗，似滤渣挤汁矣。真是无计可施也，奈何如之？既蒙台诊，勉拟《局方》犀角地黄汤、仲景复脉汤、介宾玉女煎三方出入互选，复以宣窍平肝为熯釜增油②之算。忆病笃若此，虽鞭之长，莫及马腹矣。

犀角　丹皮　麦冬　阿胶　钩钩　石膏　紫雪丹金汁化服　生地　知母　参须　炙草　决明　羚羊角雪水煎药

二一、霍乱

上吐下泻，名曰霍乱。由暑湿热三气，干乎中焦，脾

---

① 鼻煤：鼻孔干燥、黑如煤。

② 熯釜增油：往烧热的锅内加油，比喻使情况更加严重。熯：烧，烘烤。釜：古代的一种锅。

胃气浑，致挥霍缭乱也。病只半日，形容已脱，肢厥脉伏，大渴饮冷，烦躁不已，两目赤脉贯睛，宗筋涸极，手足拘挛，视舌苔黄糙且厚。细考形证，真气固因吐泻而骤脱，而暑热阳邪，究炎炎内伏，清邪碍正，补正树邪，用药颇为棘手。为今之计，惟有理中、正气、白虎三方，奇偶互用一法，救正和中，清火承津，互相绾照，庶属近理。然而此症，近年来朝夕变幻莫测，今明两日，总属生死关头。候商。

人参　干姜　川连　川朴　知母　木瓜　白术　石膏　藿梗　甘草　竹茹阴阳水①煎药

二二、霍乱

霍乱起于昨晚，吐泻至于黎明。神形骤脱，烦躁渴饮，舌绛苔黄，悉是阳邪扰乱。诊得手部六脉已伏，诊趺阳亦寂然不动。头汗如雨，声音嘶哑，手足逆冷，上逾天井②，下逾阳关③。脾肾其阳欲脱，无暇计及清邪，病至危急，非斩关夺命之将，不堪使令，勉拟通脉四逆合理中汤，为背城一战也。候商高明。

人参　干姜　甘草　附子　白术　葱阴阳水煎药，将姜、术、附、草、葱五味入水一碗，煎至六分，再人参汤用一酒杯，和匀浸于井水中，冷服。

---

① 阴阳水：以新汲水百沸汤合一盏和匀，故曰生熟，今人谓之阴阳水。

② 天井：在上臂外侧，屈肘时，肘尖直上一寸凹陷处。属于手少阳三焦经穴位。

③ 阳关：属足少阳胆经，在阳陵泉上三寸，犊鼻外陷中。

戌刻又诊：

进通脉四逆汤，遂得痢止厥回。六脉已起，按之搏数，此阴霾乍退，酷日复彰矣。舌黄地绛，口渴欲冷饮，无非阳明液燥，暑热蒸灼耳，拟用人参白虎汤。霍乱一症，原属阴阳乖乱之病，用药本无定章，早上谈及朝连暮附，朝附暮连之说，足征非臆说也。

又诊：

昨日辰刻，进四逆理中汤冷饮，药后即得肢温脉复，吐痢交息，而烦渴之势不得稍解。戌刻进人参白虎汤热饮，逾时，渴减神恬，酣然熟睡。可见霍乱一症，不可执定板方施治，既仿朝连暮附之法，并遵轩帝“治寒以热，凉而行之；至热以寒，温而行之”之训，此中含有拨理阴阳之妙。兹诊脉象小数，右关强板，唇微焦，齿微燥，口干舌绛，此下有阴伤，肝阳不静也。以酸甘之药调之，薄味调养，以杜反复，是所至祷。

洋参　鲜斛　甘草　木瓜　广皮　麦冬　花粉　白芍　谷芽　苗叶

二三、痢

痢经半月，脾气胃汁削剥不堪，神形困疲，面皖无神，唇焦舌燥，中有干黄苔，渴欲冷饮。论理似宜甘温补脾气，甘寒生胃津。而绝谷不纳，即粒米下咽，必呕逆而出，此禁口痢也。症乃不治，无非暑热格塞脘间，致贲门不司通纳。补脾调胃之剂，无性而非腻。药腻守滋，药甘守壅，与贲门脾窒之邪，又属相左，用药颇难下手。尝读

《丹溪心法》中有姜汁人参黄连汤一法，人参养胃补脾，黄连味苦性寒，姜汁性温散逆，亦仲景泻心开痞之变法也。今仿之。

参须另炖合　黄连另炖合　姜汁二茶匙　石莲[①]磨汁冲

四汁和匀，隔汤炖温，以瓢羹时时与饮，不可太骤。盖骤则药汁急下，胃中与贲门痹窒之处，恐无裨益。徐徐下咽，则药汁留恋脘间，邪与药遇，或得开泄，亦未可定，此丹溪先生之心法也。另以米露代茶。

又诊：

两日连服丹溪先生参连姜汁汤四剂，已能纳谷。此胃关渐启，转危为安，真幸事也。无如痢下二十余日，肠胃膏液大受销铄，津液无以上供，唇干齿燥，渴欲饮冷。若因肠澼未已，专从事于刚燥，势必阴液尽劫，肝风内变。如纯乎养阴，究有余邪留着。兹议早用白头翁汤，午服酸甘化阴之剂，一举庶可两得。

早服：黄连　黄柏　秦皮　白头翁

午服：参须　川斛　橘红　白芍　黄芩　麦冬　谷芽　甘草　茯苓　粳米

二四、气滞血瘀

据述去年夏秋病情，显属脾脏肠腑湿淫暑暍为累，脾受湿困，脾运不展，腹乃䐜胀，肠受暑迫，肠腑不旷，便

① 石莲：味甘淡，性凉。全草入药，有清热解毒、止血止痢之效。

斯澼痢。而岁籥[①]已更，寒暑变迁，暑湿之气亦当从时序而化，此乃往事，尽可休提。今诊脉左右六部各五十至，右部不疾不徐，无疵可寻，左部脉情颇为涩滞。脉既偏左，其膺其胁或掣或痛，皆偏于左，理势宜然。《周易》以震木位居于东，《内经》以肝木位居左畔。要知肝木为东方生气，性立左旋。《脉诀》以左关之脉，内应脾脏。涩也，滞也，气不行也。即以《易》理、《经》理、《脉》理参伍考订，贵恙之辗转缠绵者，良由足厥阴肝气滞涩，血亦渐凝冱，凝瘀内溢，屡嗽血缕，瘀有新旧，致色有鲜也。营卫既出乎环周之度，欲求四体温和，可得乎？调剂大纲似宜宣其滞气，通其留瘀，务使蕴蓄之血，盈杂而出，庶不致酿成胁肋内痈。仿古方拈痛汤合失笑散出入。当否，尚希质诸。

蒲黄　五灵脂　当归　桂心　乌药　元胡　香附　旋覆

二诊：

自投和肝运瘀之剂以来，虽无瘀衃咯出，而膺脘之䐜，胁肋之瘀，俱获告瘥。夜寤已能成寐，纳食亦渐加餐，前议厥阴不和，阳明欠谐一层，无非影响之谈。刻下左乳之下，犹动如跃如梭，吐痰又带血如缕，肝胃二络到底未和。要知肝恙应乎左躯，胃之大络，名曰虚里，居乎左乳之下，肝脏既为藏血之脏，胃腑又为生痰之源，此皆古圣明训，希在方策者，非敢臆揣而臆撰焉。络路不和，入荣

① 岁籥（yuè 月）：岁月。籥，指候气用的葭琯。

出卫之道亦乖，肢冷形寒者良有以焉。拟用古方加减温胆汤，从肝胆胃三经立法，谅不致写在绳墨之外。

东洋参　枣仁　归须　旋覆　云苓　枳实　牡蛎　丹皮　远志　猩绛　法夏　广皮　竹茹　葱管

三诊：

半月不晤，今视其色渐觉开霁，揾左脉渐觉调畅。上古诊病首重色脉，既获转机，其疴亦潜消默转，不可喻矣。日来眠食虽较胜于昔，而每餐饭之后，左膺自觉窄窄不舒，磊磊动跃。据述居常咯吐腻痰，则心旷神怡；谓吐咯忽已，则百骸不适。即以痰之或出或止，恙之或并或合之理评之，贵恙之纠缠不愈者，良由胃家之痰余，肝家之厥气，激挠于阳明胃腑耳。《内经》有云：九窍不和都属胃病[1]。小便之涩不流利，亦谓责诸胃气不调欤。视舌苔腻滑，舌根尤厚。《舌鉴》以腻滑之苔，非痰即湿。鄙意以痰饮判之，当非背谬也。拟用《金匮》方，复缪氏法，试服半月，且看膜胀之势何如。

东洋参　云苓　桂枝　香附　鸡谷袋[2]　广皮　生姜　於术　干姜　白芍　牡蛎　玫瑰花　半夏　竹茹

二五、土痡骨蒸

先天阴分不足，后天积湿有余。阴虚则骨蒸内热，脾湿则腹满便濡，津不溉于肢末，四肢渐瘦；液不润于肉

① 九窍不和都属胃病：语出《临证指南医案·卷三·脾胃案》，《黄帝内经》未见此文。

② 鸡谷袋：鸡内金。

膝，肌肤甲错。把脉沉数，右关较大。此等症候，辗转不瘳，轻则酿成脾疳，重则延为丁奚[1]，乃幼科重恙，勿以神犹嬉戏而忽略从事。至嘱！

鸡肫皮　神曲　广皮　鳖甲　银胡　秦艽　五谷虫　楂肉　米仁　地骨　胡连　青蒿

二六、肝脾两郁

中年丧偶，中怀悒郁。肝郁则营运亦滞，癥块内聚，癥随阳气而走，故前后左右流行莫定。肝郁则乾健失权，腹笥膜胀之势渐犯。盖斯气逆，卧难着枕也。此等症候，缠绵辗转，就是气臌血积沉痼之疾。苟能悟彻佛经，五蕴皆空之谛，即勿药之金丹也。

瓦楞　炮姜　香附　白芍　鸡内金　海石　桂心饭丸[2]　当归　沉香　青皮　甲片　五灵脂　地栗

二诊：

此病半由七情悒郁，半由痰饮内聚。历投《金匮》方得以小安者，乃身中阳气得温而通，肺脾蓄饮得温而走。前法既入彀中，仍当率由旧章。

桂木　当归　荜拔　广皮　茜根　竹茹　法夏　於术　云苓　炮姜　生姜

---

① 丁奚：儿科病证名。因哺食过度，脾胃受伤，营养不能吸收所致。症状以腹大、颈细小、面黄肌瘦为其特点。

② 饭丸：用米煮熟，将药物磨成粉，搅拌后制成丸状。

二七、将成损怯

阴虚弱质，仲春阳升，偶尔失血，当属寻常之事。无如红症[①]乍起，脉即细数，凝息静调，呼吸之间，数逾六至。《脉诀》以六至之脉，为离经失血。症现为孤阳失恋，阴火不潜。转瞬炎帝司令[②]，大气弛张，窃恐病日加剧也。苟能宁神默静，或可转危为安。拟用仲圣炙甘草汤，复清骨散之半，试服半月，务期内热渐逊，脉息调和，方有把握。

二八、损怯喉井涎

坎水亏于下，龙相[③]焰于上，蒂中[④]下垂，历已多时。交春木火用事，阳升赫载，冲海贮蓄之血，上溢于口。自孟春至仲，以及春暮，曾经失红几次。血去既频，脏阴转虚，虚阳转炽，上结于颃颡之间。颃颡不开，津液不布，一身之津液行到颃颡之乡井为涎沫，以致咽喉剧痛，当井稠沫。倘井之不已，深恐水涸金枯，失音喉痹之幻，接踵而来也。乃损怯门中最恶之症，难许完善。挹脉细数，右寸芤大，姑宗喻氏金水同调。

桑叶　元参　甘草　牛膝　麦冬　枇杷叶露　石膏

---

① 红症：出血之症。

② 炎帝司令：指夏季炎热当令。

③ 龙相：指肾火。

④ 蒂中：喉花，即今之悬雍垂。《杂病源流犀烛》卷二十四："以喉花即为蒂中。"

生地　洋参　阿胶　叭杏

二诊：

叠进喻氏方，滋下清上二剂，颃颡蕴结之热略逊，喉痛稠痰俱瘥，此草木见长处也。下焦既涸之水，焉能藉草木盈沟渠于瞬息？阴水一日不复，虚阳一日难恋，斯内热之所以蒸蒸不熄也。调治法程，似宜毓阴以配阳，使其阴平阳秘，内热乃瘳。然营阴水之功，必期岁月。阁下内热如是之烦灼，脉情如此之细数，龙雷焰赫，若待养阴药力滋长坎水，窃恐水未长而泉已竭，阴未复而阳已脱。鄙意不若清其髓府之热，俟势缓脉和，再进填补，拟用古方清骨清燥，偶复。

二九、久痢新疟

休息澼痢，寒暑一更，迄未告安。月昨下浣，忽寒热发疟。两疟之后，身热竟不开凉。诊脉滑大动数，左部尤搏。疟魔之突至者，乃湿热时邪内袭三焦，外越膜原，邪正分争，此寒热成疟。因募原气机不达，温邪无由开泄，内迫肠腑，与曩时之留瘀温湿黏滞胶结。以致痢势骤剧，昼夜七八十行，腹痛里急后重，红若虾瘀，白似冻胶，胃关渐闭，几乎谢纳。湿温热气充斥肠腑，蒸伤气血，有禁口痢症之虞，局势殊险。忆古吴又可先生治膜原不达者，有达原饮一方，仲圣治热痢下重者，有白头翁汤一法，兹遵而互用，务期获桴鼓之效乃妙。

三〇、上实下虚

阴气虚于下，痰热蕴于上，肾气不藏，痰随气逆，津液不布，口吻干枯，脉情动中兼滑。是征虚中夹实，不可专事呆补。拟用通一子金水六君煎，斯上下二焦虚实，俱已绾照无遗。

熟地　紫石英　归身　半夏　广皮　白芥子　麦冬　沙参　杏仁　茯苓　炙草　竹茹

三一、痎疟顿嗽

痎疟缠绕久矣，邪居上焦，药治难效，可置勿论，所论者，咳嗽成阵，气逆泛呕一层。此等嗽恙，与伤风皮毛之恙似是而实非，调治之法亦同功而异曲也。症由温邪吸入口鼻，内袭肺胃，肺逆则阵嗽，胃逆则涌吐，症名时行顿嗽。拟用《千金》方，闻嗽声殊窒，络沸血溢有诸。

冬瓜子　杏仁　旋覆　白前　川连　连翘　丝瓜络　米仁　葶苈　郁金　白薇　桔梗　大力子　芦根

三二、失血溢饮

向嗜豪饮椒曲之性烈，胃受煎熬，络血沸腾，频年吐血。阳明胃腑为多气多血之海，所以血之溢也，盈杯盈碗。血去既多，坎脏真阴受劫，冲脉无以涵养，龙雷之火挟太冲之气，炎蒸莫制。蒸于肺，则咳嗽不已；蒸于髓，则内热亢焚。冲脉逆则诸脉皆逆，气逆不降，斯气逆䐜胸而喘促也。据云痰浊韧而且多，舌苔色白质腻，夜眠梦绕，呓语喃喃。以此揆之，坎阴固虚矣，冲阳固旺矣。而舌苔腻浊，梦魂不霁，上焦方寸之间，得无有酒湿胶痰壅蔽乎？古云上实下虚有谓欤？调治之法，谓专以滋腻瞋阴，则上焦痰浊更受其蒙；专以辛滑涤饮，则下焦肾水，愈受其劫。不禁左踌右躇也。拟用景岳先生金水六君煎，仿河间刘君作饮子煎，似此措法，庶几补而不滞，消而不克，上下双调矣。挹脉左右六部各五十至，软数自如沸釜，阳气沸腾，最有血厥血冒之变。慎之！

熟地　炙草　半夏　广皮　胡桃　鳖甲　别直[1]　归身　云苓　杏仁　竹茹　紫石英先煎二三十沸，去甲、石，然后纳入诸药，急火煎八九沸，即倾出温服。此河间先生浊药清投法也。

三三、湿痰薰蒸

湿痰肝气互扰阳明胃腑，致右躯不适，眠食不和，兹届巳月。天地湿气司权，人在气交之中，随大气以递迁，素蕴湿痰，亦随时序而熏蒸。日前左髀结核，右胭左腨丰然红痛，延及臁踝，乃湿热浊气下注肝络，气逆于内。斯红肿疼痛刻已平矣，无须置论。日来胃机觉钝，纳食艰运。首夏诸和之候，四末殊觉寒冷。诊脉濡小滞涩，溲溺频时短赤。细揣症情，四肢之清冷欠温者，非毕竟中宫阳气之虚，乃湿痰内着中宫，脾运被阻，清阳不司敷布，致四末不得温暖也。拟仿缪仲淳[2]先生疏补方法，调理中宫，

① 别直：别直参的简称，红参之一种。

② 缪仲淳：缪希雍，字仲淳，号慕台。明代著名医家，著有《先醒斋医学广笔记》。

俾胃脾运转，则胃纳自旺，纳食自消，四肢自温，亦在意中也。

党参　术炭　山药　云苓　半夏　米仁　生姜　神曲　藿香　香附　谷芽　青皮　竹茹

三四、脾疳

肌消腹大，此乃疳疾。疳积一症，即以字义推求，便知梗概。疳字从甘，积乃积奚[①]之谓，由肥疳不节，潜酿积滞，积能造湿，湿蕴中宫，脾脏清阳不展，致大便频濡，饮食不为肌肤也。脉滑大，右关为甚。当从幼科五疳症中土疳例立法，病由口腹中得来，撙节饮食为无上之金丹，用钱氏消疳法。

三五、伏暑

夏暑内伏，秋凉外束，玄府致密，伏气乃沉，症名伏暑，又名晚发。此病惟《已任篇》[②] 论之极详，其旨谓表束之新邪，当察六经；内蕴之伏气，须辨三焦。诊得脉象浮大动数，舌苔腻浊，头颅掣痛，熇[③]热无汗，膺脘痞格，胃钝谢谷，溲溺短涩，其色深赤。症与色脉互参，是暑湿黏腻之邪，内伏肺胃膀胱，新凉收肃之气，外束太阳经

---

① 奚：大腹貌。

② 已任篇：即《医宗已任篇》，清·杨乘六辑，王汝谦补注。谓“以天下为已任”，故题名“已任编”。全书辑评四种清代医著，即高鼓峰《四明心法》（又名《医家心法》）三卷、《四明医案》一卷，吕用晦《东庄医案》一卷，董废翁《西塘感症》三卷。

③ 熇（hè 贺）：形容火势猛烈。

表。治宜辛凉宣泄，使表里开展，募原畅达，转成正疟，邪威始定。

羌活　豆豉　山栀　连翘　川朴　杏仁　荷梗　藿露　滑石　通草　郁金　羚羊　香薷　葱头

三六、行痹

筋节掣痛，或上或下，或左或右，流走不定，症名行痹。风寒湿三气杂入经络矣。病已经历春秋，根蒂较深，难求速效，治以丸剂洗刷之，小活络丹。

三七、阳虚骨蒸

髓中其热如烙，肤腠其冷若冰，虽炎暑之候，欲裹棉衣，脉象沉按颇数。此热蕴骨中，阳气不司敷布，当从《内经》耐冬不耐夏一例着想，拟用凉八味①，复清骨散主之。

三八、蛔痛

绕脐掣痛，忽作忽伏，此属蛔蛲。据述病经岁月，每剧于夏秋，而瘥于春冬。即以格物至理②推之，春初冬藏之际，昆虫潜蜇，逮及夏秋溽润之时，即因昆虫蠕动于地

① 凉八味：知柏地黄丸之别称。
② 格物至理：探求事物的本质。

中也，所以痛势亦随时序而盛衰欤。用《冯氏锦囊》[1] 雄兵化蛔法，请服四五剂，试看虫从下出否。

三九、黄胆

面黄目黄，肌色亦黄，溺色亦黄，谁不曰黄疸之症。黄疸之症，《金匮》分为五种，洁古老人又有阴黄、阳黄之辨，长沙太守更有蓄血发黄之论。诸证罗列，载诸简策，要使后人临症揣摩，揣摩得确，投剂易收实效。视面色光明不晦，是阳黄也。脉诊关部偏滑，是谷疸也。湿为熏蒸之气，黄为湿酿之色。黄疸肇始，原属湿热郁蒸而致，湿热因之阻气，气不流运，血亦随瘀。阳明胃腑为多气多血之海，络血瘀伤，凝衃内蓄。要知人之华色，乃气血之标光，气血瘀滞矣，光华不布矣。颜色发黄，不亦宜乎？数日前，曾吐紫衃成碗，昨今复见衄衃，此瘀滞蓄血，诚中形外之验。据称刻下膺次犹欠舒展，殊觉溃溃欲呕，中宫胃腑混浊，胃络不和，窃恐当有衃瘀贮蓄耳。再呕再吐，势所必然。阅诸君方药，可称长于疗疸矣。鄙意再以血药参之，未审明君以为然否。爰采古方平胃、泻心、茵陈饮、桃仁饮，加参三七，四方出入互写，气血双调，营卫并顾，试服五六剂，得有影响，再商后法。

复诊：

叠次惠顾，频进分消，眠食渐渐复常，溲溺色亦渐

---

① 《冯氏锦囊》：清·冯兆张撰。五十卷。包括《内经纂要》《杂症大小合参》《脉诀纂要》《女科精要》《外科精要》《药按》《痘疹全集》《杂症痘疹药性主治合参》八种。

淡，脾胃膀胱之湿似潜消默化。视面腔黄气虽减其半，而两目气轮气色依然，肌肤犹似染柏汁。诊脉滑实动数，阳黄疸症，毕竟未瘳。刻下既无脏腑内证，此黄也，想在躯廓之外矣。忆古治黄疸，虽以茵陈蒿汤、茵陈四逆汤为主方，而仲圣反垂麻黄连翘赤小豆汤，亦治肌肤之黄，此乃方外之方，法外之法，谨采用之。再参鄙意，复五加皮饮以行皮，佐茵陈饮以驱黄，是疗皮腠郁蒸之湿，与向之理脏腑之湿者有间焉，正合轩帝“从内之外而甚于外者，必先治其内，后治其外”之理，非杜撰也。

四〇、三阴疟

痎疟本无速愈之术，可置勿论，即有捷验灵方，亦不可以身试药。询知胸脘似格，纳懈欲呕，大便注泄，小溲黄赤，舌腻浊，脉濡数。诸款病样，良由暑湿热三气，内蕴中宫脾胃，且以芬香宣泄之剂疗之，倘脾胃暑湿廓清，疟魔稍逊，亦不可定。

四一、痰饮

性喜品茶，茶能酿饮，痰饮凌金犯胃，此咳逆呕泛之所由来矣。夙之逸兴，务须暂避。

四二、瘅疟

疟发不甚寒慄，但觉灼热，热必竟乃解，此属瘅疟。瘅疟一病，亦须分别焦腑，投剂自易弋获。咳呛痰稠，口渴谢纳，脉左弦，右寸关数大。此暑邪痰热，内蕴肺胃，遏募原，与正气相触，邪正分争，致成疟也。治以辛凉宣泄，以豁痰参之。

四三、疟痢

先疟后痢，经邪入腑，病气由堂而入室矣。腰痛后重，澼下赤白，肠腑窒塞，气血俱伤，稚科险症。

四四、肝疟

先厥后疟，此疟由肝胆伏气而发，与幼科急惊、慢惊两歧。既不宜重药镇惊，尤不可乱投柴葛。脉弦舌腻，咳呛纳懈。当从肝胆肺胃四经立治。

四五、半身不遂

慕游滨海，久历风霜，壮年气充，足以御邪，外来之邪，旋受旋散，不觉其为累。兹年已四旬矣，古云：人年四十，阴气自半。阴气指身中营卫而言；自半者，谓营气卫气半就其衰也。遂致飓扬湿晦之气，乘虚袭入大筋小络之间。要知人之筋络，犹傀儡之纤索，无疵则步趋拜舞，灵动如生，今为风湿痰气互痹，系索胶滞，斯臂不能屈伸，指不能把握，腿足不能行走，俱偏右畔，症名半身不遂。忆南阳朱丹溪先生论半身不遂一症，谓左为血虚营弱，右为气虚痰痹，偏于右躯者，滋阴腻补既不能合笋①，即补气培元之剂，亦不能骤通经络。鄙意用《局方》小活

---

① 合笋：相符合。笋，古同“榫”，即榫头。

络丹，径入经络，洗剔流邪，希冀络活经通，渐渐完善，亦不可定。

四六、伏暑

暑邪内袭，湿郁熏蒸，病起如疟，实非疟也。身热不凉澈，逾一候之后，膺腹发有白瘖，先则稀稀疏露，继则磊磊密布，是邪化之机，所以自瘖发以来，热势渐里，谷食渐进。缘蕴蓄之邪较盛，一瘖不足以去其病。比日来，身热仍渐起渐平，白瘖亦随渐隐现。夫白瘖一症，历古罕有明论，惟本朝屠彝尊先生与叶香岩先生立有专条，谓“暑湿氤氲之邪，欲从上焦气分寻隙而出”。调治之法，贵乎轻清渗泄，不宜重药乱投，当谨守其旨。视舌苔极腻，诊脉象颇强。古云：疟脉自弦。凭脉揣证，将来定有尾波，余则别无他幻也。

四七、阳虚湿胜

从来咳嗽两层，当分为两症，岂可浑而言之。古云：有声无痰谓之咳，肺燥也；有声有痰谓之嗽，脾湿也。一咳一嗽，脏性既异，燥湿悬殊，笼统评论，不亦疏乎？据述自春杪夏初以来，嗽痰绵延，当其嗽盛之际，日咯稠痰数碗，良是脾湿酿痰，由中宫而上蒸肺脏，肺受痰气熏蒸，清肃失权，嗽斯作矣。嗽经数月，咯去痰涎不知几许，不独肺气潜损，抑且脾阳亦受摧残。脾阳愈虚则施运愈钝，中枢失健，湿无流运。今月上浣，致肌肤面目先黄，大便或结或溏，由渐足跗浮肿，现在已肿及腹笥矣，睡而抚之，当属和柔，坐而按之，满而且硬。诊脉濡数，尺部更软。《脉诀》有云：濡小之脉，气虚挟湿；濡而兼数，湿中蕴热；两尺软弱，肾火之衰。即以脉理论病，显是脾肾阳虚，湿热内蕴。以周甲年岁患此，窃恐式微之阳，鼓舞日衰，辗转不瘳，有单胀之忧。慎之。拟用附子连理汤，去甘守之药，加通泄之品，略叙数味，请大方家采择之。

四八、胃咳

痰热蕴于胃而蒸乎肺，肺失清肃，咳呛纠延，胃失下降，咳必呕逆，此即《内经》所谓“胃咳之状，咳而呕吐”是也。仅仅理肺，宜乎无效。

四九、肝风头痛

伏气发于厥阴，肝阳上腾，始由头痛如劈，继则呕吐神速。此头痛与三阴头痛迥异，乃喻嘉言先生所称魂游头痛症也。肝魂离窟则神气如昏，肝木乘胃则干呕勃勃不休。倘或蛔从上溢越，就是回首[1]之期。舌苔灰黄腻浊，脉情强短无韵。姑拟左金温胆汤，去甘草，加钩、麻、决明、青黛、蜀漆、椒，两和厥阴、阳明，然十中难济其一耳。

---

① 回首：婉辞。死亡。

五〇、晚发

炎暑内伏，秋寒外来，夏杪秋凉之际，晚发感症，比比皆然。无如表束之寒邪太重，玄府致密，伏邪郁遏难伸，蒸热酿痰，内陷于太阴肺脏，肺气为邪郁阻，遏不能降，气喘痰鸣。金既清肃失职，肝木肆横莫制，手臂振掉有诸。诊脉如按新弦，硬强太过，肝脏之脉已现，我辈凡流岂有挽回之术？奈何既蒙邀诊，姑拟麻杏石甘汤，复五子饮宣降气。肺外以按摩蒸慰之法，以开玄府，然不过作曲尽人谋耳。

五一、阳虚便溏

仲夏病泄，秋凉不瘳。诊脉濡细，不任寻按，神疲色夺，岂独是时令暑湿之患？良由体原素薄，一交长夏，天地大气泄越，身中阳气亦随天地时序之气而泄越，中阳因馁，乾健失权，大便斯泄。泄经三月之久，不特太阴脾土日凋，而阳明胃土亦日形其惫。脾阳不转，致漏卮不已；胃阳不布，致脘膜谢纳。忆古治脾胃久虚之恙，惟东垣李君制论颇精，谓“脾宜补则健，胃宜动则运”[①]。又谓“清气在下则生飧泄”，所以制有调中益气汤一方，疏补互施，更佐以升阳之品，具有至理，当宗其法而活用之。拙拟煎剂用仲圣理中汤合戊己汤，加升麻、柴胡，补脾土以

① 脾宜补则健胃宜动则运：语出叶桂《临证指南医案》，李杲著述中未见此文。

培其体，复以葛稚川先生一味神曲散，以治其用，体用复常，清阳上升，厥疾或可望瘥。

五二、喉痹

汪讱庵[①]先生有云：肾水受伤，真阴失守，孤阳无根，发为火病。[②] 此火也，指坎宫雷火而言，乃上盛下虚之谓。尊恙浮游之火，上结颃颡喉痹，业经历久，叠进滋降，曾见小安。刻下时交金令，燥气当权，天地间燥气上凌手太阴金脏，肺金不降，痰凝热结，喉间呼吸，且有痰声，音久嘹亮，都属肺受火迫凭证。以喉为肺之窍，属金，金熯则痰生，金为火烙，斯声音失鸣也。诊脉左细数，右寸倍大。当以轻清濡润之品，柔养肺金，此随时按序之治，与前之滋填纳下法程，又轻一层矣。

五三、阴弱阳浮

按脉细强，状若难摩。虽值冬令严寒，竟可裸体不衣，此即圣经所称“耐冬不耐夏”之症。症之根蒂，由于天一水亏，龙雷之相火与离宫之君火两炽，一水不胜二火，斯耐寒不耐热也。人之相火内寄于肝胆，肝络贯膈，而上绕头维，坎水不涵甲乙之木，木中所寄之相火，挟奇

① 汪讱庵：汪昂，初名恒，字讱庵，安徽休宁人。清代医家，曾中秀才，因家庭贫寒，遂弃举子业，立志学医。著有《素问灵枢类纂约注》《医方集解》《本草备要》《汤头歌决》等。

② 肾水受伤……发为火病：语出李时珍《本草纲目·草部卷十二》玄参条，非汪讱庵语。

经冲脉之冲阳，冲心激肺，耳鸣鼻渊。所以病一举发，心为之跳跃，气为之喘逆，甚至激动营络，鼻孔耳窍，涓涓溢血。此等沉疴之症，岂可漫以怔忡名之哉？乃亢阳有悔，飞龙在天之景象，较之怔忡心营之病，深而又深矣。补心丹、归脾汤但理心脾之营，焉能顾及肾真，宜乎无效。拟兹古人凉八味，加龙、蛎、磁石、石英，是王太仆“壮水之主以制阳光”之法，亦轩帝重以镇逆，上病治下之法。转瞬冬藏之候，请服至立春节，以资闭蛰封藏之本。恪守日服，弗令间断，试看春升之际，病样何如。

五四、晚发

伏气秋凉发现，症名晚发，有类伤寒。起自洒热，浑浑如疟，复不能畅，疟邪不得开泄，势必漫布三焦。咳嗽干涩，上焦症也；口渴纳废，中焦症也。伏暑阳邪，如许之盛，视齿唇熇燥，舌绛无津，形瘠神疲，脉数且动，阳津阴液已渐形气涸。从来阴虚邪伏之症，最怕入营昏闭之变，局势险恶，恐难完善。急以承津透泄之剂，务使膺腹发出水晶白痦，方有转危为安之望。

又：

日前意料①其必发白痦，今果如所顾，邪有出路矣。白疹一症，历古罕见明论，惟本朝屠彝尊、叶香岩两公立有专条，谓：三焦郁伏之邪，欲从上焦气分寻隙而出，治法主以轻清。当遵其旨。

---

① 意料：事先对情况、结果等的估计、推测。

五五、瘅疟

比日以来，热作傍午，热瘥夜半，按日如是，症乃瘅疟。瘅疟之症，非双单之单，当作热字讲解，乃暑热阳邪独发耳。热至时口渴烦冤，宛如白虎汤症，询知渴虽渴矣，却欲饮沸热之汤。热气之中，更挟湿气。面黄溺赤，湿症也；口涌腻涎，亦湿症也。所以日前三投平胃散，神气稍振，胃气亦稍振，是治湿之得效处。而平胃散但能却其湿，不能清其热，兹拟苍术白虎合平胃散互写，斯暑湿热三气都相顾盼矣。缘向有肝风头痛宿恙，今乘热势窃发，故以熄风之品参之。

五六、疟余

疟因强截而止，疟邪匝留不化，致疟波荡漾不休。纳食懈懈，纳后腹膜，左胁掣痛，溲溺色赤，脉强，双关近滑。此湿热浊邪内蕴胆经胃腑。治宜清泄，拟用连胆汤，复兰草主之。

五七、失血

坎水不足，胆胃火燃，向有耳聤鼰衄，是少阳、阳明证候。大凡阴分不足，虚阳易越，身中阳气亦不能随天地大气收藏。至霜降节，宿恙红症复萌，五心自觉热灼，咳呛经月未瘳。诊脉左细数，右寸较大。当滋清互施，肺肾同调，用西昌喻氏法。

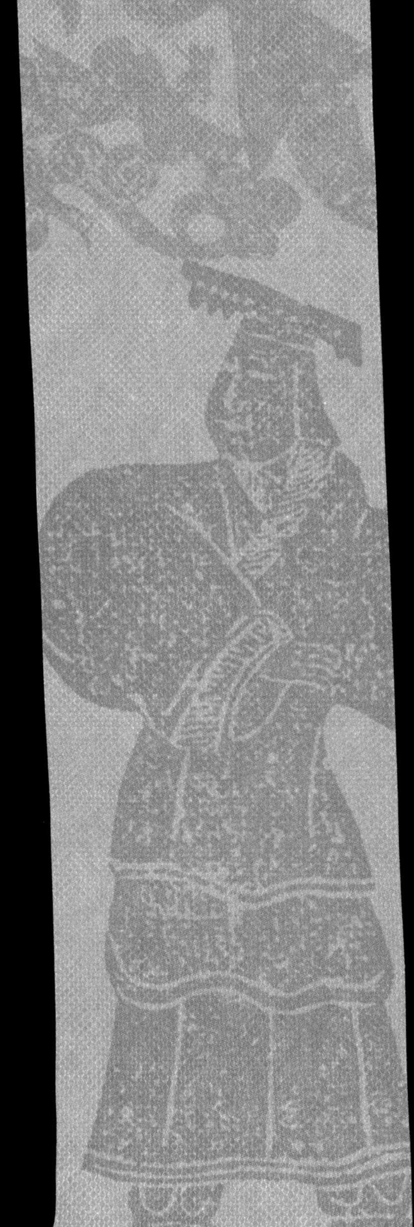

中国古医籍整理丛书

五八、三阴痎疟

夏伤于暑，交秋病疟。七月间，疟势日至，而慄热浑浑，复不分界限，伏邪不获从募原泄越，邪日向里。至八月间，转为三阴痎疟，疟虽三日一作，或在于昼，或在于夜，又复参差莫定。此由平素操劳，正气潜虚，虚则御邪无权，在疟邪东激西流，所以疟来早晏不齐也。逮至九月中，疟魔始刻期而至。正期之疟，发于夜半，瘥于黎明，至次日辰巳之后，又连一疟，是巢氏所称连珠疟也。与子母疟之一大一小者，似是而实非。究其底理，实非联珠之疟，又非子母之疟，因疟匿较深，出路不能径楼，正气虚惫，御邪不能勇悍，以致一疟分为二，才得了事，其实仍是一疟也。上数语，但明晰疟势之混濛波连之义，尚未语三阴之理。疟发三日一度，名曰三阴疟，谁不知之。然三阴之中，有太阴也，有少阴也，有厥阴也。三阴各主一脏，必亦有脉情、证情、舌色可凭。苟得体认明确，投剂自可弋获。诊得脉象两手寸关无大疵，惟两尺独沉之中却有弦意。古云："疟脉自弦"。弦脉之见于尺中者，疟邪逗留少阴肾经也，必矣。拟用古方何人饮合柴芍六味，滋其肾阴，调其阴阳，拔其疟邪。似是措法，谅不致绘在绳墨之外。

五九、骨蒸

阴虚体质，疟邪乘袭入于阴分，致疟魔去而复来，三眠三起，历五十日，邪失开泄，阴将殆涸，唇焦齿燥，形消色夺。诊脉强，洪搏而数，此谓得夏脉。从来五行中水能克火，今夏脉现于冬令，是火返胜水，难望回春，姑以清骨散清泄阴中疟邪。

六〇、肝风痰饮

形体丰腴，关脉双强，是肝风痰气之恙。肝胆为甲乙之木，木旺生风，风阳载痰浊犯胃腑而上越高巅，脘为之懊侬，目为之眩旋，旋之不已，每致泛泛欲呕，逾时乃息。自七月中浣[①]以来，频频举发，而眠食仍无所害，此即易老[②]所称肝风痰晕是也。《内经》有云"诸风掉眩，皆属于肝"，先哲有云"无痰不作眩"，就是此症之揭谛也。调剂法程，总不离乎钩麻温胆范围。据述每届盛发之际，欲以帽遮目。目之欲遮也，是目惧羞明，目之羞明也，是肝火内燃。要知目为肝之窍，肝脏有相火内寄，火燃即明，明以济明，斯睹亮光而羞涩矣。此等症候，无论大人稚子常常有诸，阅历以来，无性命之忧，有五痫之累。幸起病迄今，未逾百日，根蒂尚浅，急为疗治，可渐告痊。拟用古方钩麻温胆，缘肝火如此之旺，佐以苦降宜折之品参之。

① 中浣：泛指每月中旬。

② 易老：张元素，字洁古，河北易州人，后世称"易水老人"。"易水学派"鼻祖。

六一、厥阴伏暑

起自鼓颔[①]战栗，旋即手指麻木，此伏气从厥阴肝旺而发，以厥阴具明晦往朔之理，故仲圣有先厥后热之文。继后目眩，为转肝风上越也；呕吐勃勃，肝木侮胃也；神气如昏，肝魂离窟也。昨日叠呕长蛔两尾，今诊脉两关弦动，厥阴肝木旺极矣。五行中，木旺必生风，风阳内震，痉厥堪虞。视舌色光红，口渴烦饮，体质阴分颇虚。大凡治病必求其本。忆仲景先生治厥阴病先厥后热，呕吐蛔虫等症，必以乌梅丸为主，此症款样与乌梅丸同，措法自当从苦辛酸范围。但方中乌梅一味，其味酸有敛邪之弊，昧者见之必有讥诮，然此症非乌梅丸不可。姑拟乌梅连胆汤，去甘草，加桂、羚、苓、钩，乃厥阴阳明正治之法。孔子最怕是斋、战与疾[②]，延医服药，自宜恪慎。务望与高明先生评定酌夺，是为至嘱。

又：

昨晚复诊时，因肝邪赫异，预愁长蛔再越，必致晕厥莫救，故立法径从厥阴吐蛔例下笔。古云："用药如用兵，临病如临敌"。昨拟之方，乃克其要寇之意，今诊脉弦象稍和，呕恶已止，厥阴横逆之势，似渐平贴，要寇克矣，当捕其羽翼。据述身热迄未开凉，口渴谢纳，膺腹磊磊有鸡瘖之迹。要是厥阴蕴匿之邪，欲从上焦寻隙而出，倘发

① 鼓颔：下巴颏打颤。

② 孔子最怕是斋战与疾：语本《论语·述而》："子之所慎：斋、战、疾。"

白痦，亦不可定。既窥见白痦一斑之豹，故另立法程，专从气分辛凉透泄。先哲治病，有朝连暮附之法，洵不诬也。因恐道外者执方谬评，故辩及之。

六二、疟余

湿热不攘，疟波荡漾。结邪厥阴肝之络，太阴脾之脏，左胁肥气①，大若覆碗，腹笥膨脝，抚之坚硬，面晦黄，脉弦滑。虽因病久元虚，湿邪凝然不化，驱之而不暇，何暇议补耶？缠绵不理，单胀是忧，拟用平胃散复金铃子散，加附子以通阳，黄连以泄热，佐奇方鸡金散，以推荡中宫陈腐。请服十余剂，务期中枢潜转，腹腹②渐和，再商后法。

六三、痢疳

秋初病疟，原由暑湿热三气内蕴，遏募原，与营卫之气互相抵触，遂致鼓颔发热。继复募原之邪，内陷中宫，转而为泄，未几即入回肠，发为痢疾。病气自户而堂，由堂入室矣。缠绵辗转，漏卮不已，中气愈漏愈虚，湿热愈结愈痼，湿痹脾脏，清阳不升，日进水谷精华，不获化气化血，以奉吾身，徒以炼垢蒸虾，酿成肠澼。视形如羸

① 肥气：古病名。五积病之一，属肝之积。发于左胁，以其似覆杯突出，如肉肥盛之状，故名肥气。

② 腹：疑“腑”之误。

尫，宛若维摩[1]，抚腹笥膨满，鼓之鼟鼟。诊脉滑大，重按转数无神。症成痢疳，难望回春。

六四、少阳疟

病余羸弱之躯，藩篱不堪密护，舟楫往来，复感薄寒，连日为疟魔滋扰。八九日来，寒热日至，毫毛欠伸，战慄鼓颔，自乃少阳半表半里之邪为累。而纳懈欲呕，阳明半里亦殊不清。舌苔腻浊，关脉双弦。治宜两和胆胃，拟仿仲圣小柴胡汤，复温胆汤出入。

六五、瘕疝

脉弦且滑，弦为肝胆，滑属湿邪。玉茎[2]右畔结有瘕块，状如雀卵，频频升逆，核形渐大，䐜而且痛，平则杳然，无形无迹。此湿热浊邪下注厥阴肝络，络瘀成瘕，瘕气攻触，或胀或痛，无怪其然。当从张子和先生《儒门事亲》七疝中瘕疝例立法，拟用玉铿荔子核散。恪守频服，可冀获效。

六六、痢久脾胃阳虚

凡秋病痢，仲冬不瘳，痢之根源，由于暑湿热三气胶结回肠，肠腑气混，清浊互结，致酿肠澼。痢经数十日，澼下几千行，可称多而久者矣。古云：痢多伤阴，痢久亡

---

① 维摩：维摩诘的省称，又称维摩居士，尝为引导世人，示现病重，躺在床上，痛苦呻吟。见《维摩诘经》。

② 玉茎：阴茎。

阴。舌苔之或丹或赤，的是阴虚显著。诊得脉象左右六部各五十至，俱濡小软短，左尺沉数，右尺重按如丝，右关更不任寻按。《脉诀》有云：左尺之脉，内应肾阴，右尺之脉，内应坎阳，右关之脉，内应脾气。即以脉理窥其病情，不独肾脏阴虚，坎宫之火，脾土之阳，恚形其寂[①]矣。从来五行中，火旺可以生土；五脏中，肾火可生脾土。坎宫真一之火以衰，不能温蒸脾土，譬之釜下火微，欲求熟腐釜中之物，不亦难乎。火土两虚，脾乏荡燃，水谷不化，此漏卮之所以不实也。调治之道，自宜补肾阴以滋五液，补肾火以生脾土。但亦外衰耳。脏真虚损，欲藉草木以恢复，窃恐未必。转瞬冬至大节，倘身中之阳，不能应葭芦[②]六管而生，斯时最宜防慎。既承雅谊，姑拟附子理中汤合理阴煎，亦不过作曲尽人谋之称而已。

六七、湿肿

疟发，表不得汗解，里不得畅溺，水湿无以发泄，流连泛溢于肤廓之间，以致周身尽肿，色黄脉滑。遵用开鬼门、洁净府措法。

六八、肝胃痛

左胁下虚里穴动跃如梭，掣痛若疞，当调厥阴、阳明，以左胁为厥阴肝部，虚里内应阳明大络也。

---

① 恚形其寂：意为衰弱。

② 葭（jiā 加）芦：初生的芦苇。

六九、弱风

上有痰红，下有遗泄，年甫弱冠，频频举发，此世俗所称天穿地漏。肝肾阴虚，阳不秘密，彰明显著也。此阳焉，是龙雷之阳，又名相火，相火寄于肝胆，属甲乙之木。肾水既虚，肝木失涵，木中所寄之相火自焚于内，蒸灼于营血之间。营阴受沸，遍体发出紫块，或时蚁行，或时掣痛，遇冷则木，遇热则痒，此乃紫云风[①]症。左躯为甚者，木用左旋也；耳鸣头晕者，肝风上引也。口干喉燥，脉劲不藏。症脉互参，属水亏木旺，营分热灼，既近乎弱，又近乎风。四大症之中，一身两任，调之颇非易易。弱与风二者权衡，风症尤胜于弱症，姑从古治风先治血，血行风自灭一例措法。

七〇、骨蒸疳疾

阴虚体质，虚阳匿髓，骨蒸股削，此属童年瘵情。腹笥膨脝，大便频濡。骨蒸、疳疾，二者俱是深锢之患，抱一已难瘳治，而况一身两任乎？难许收功。脉动不藏，面晦溲黄。姑拟古方清骨散合仲景消疳方，倘得小效，再商。

七一、阴虚阳亢

《脉诀》有云：春弦、夏洪、秋毛、冬石，此为应四

① 紫云风：中医病名。由于风毒蕴于血分，瘀滞搏于皮肤而成。初发形如云，有圈四围红烂，大小不一。

时。兹届冬藏之令，诊脉左右六部俱弦洪动数，此为反四时，脉情之不获随时序而藏，良由童年天一之癸未充，阴阳未能秘密，致阳浮不蛰耳。钱仲阳先生为幼科之祖，其治阳亢阴虚，垂有六味地黄汤一方，为养阴方之冠。鄙人偶采用之，每臻效验，谨步其法，更以介类使之，三才[①]副[②]之，正合修道家“春夏养阳，秋冬养阴”之法。

七二、疳疾

半月以来，日进消疳，肌腠渐淖泽，腹笥渐柔软，已得生气矣。所以治病有“以补为补”者、“以消为补”者，不可胶柱鼓瑟。古贤制有肥儿丸，用克剂以肥儿，良有以也。当仿之。

七三、阴虚齿痛

《脉诀》大纲谓：春脉主弦，夏脉当洪，秋脉应毛，冬脉宜石。如是者，为脉应天地大气，生长化收藏之令，方是平人。兹节届冬至，万类潜藏，诊得左右六部脉息各五十至，俱动数不藏。以蛰藏之候，现此不藏之脉，其中细究部位，左尺脉来细濡而数，左关脉来弦大动数。《脉诀》有云：左尺之脉内应肾水，左关之脉内应肝木。左尺之濡且细，肾水之不足何疑；左关之弦且大，肝木肆横明证。凭脉窥症，显属水亏木旺。要知人之肝脏属木，有龙

---

① 三才：指古方三才汤，由人参、天冬、地黄组成。

② 副：配合。

雷相火内寄，须赖坎水涵养，斯龙火潜而不亢。肾水既亏，肝木失涵，肝中所寄之相火，焰而不藏，亢龙有悔。肝为将军之官，善行数变，火有炎上之性，燎原莫定。肝阳相火扰于胃络龈齿，因之掣痛；肝阳相火越于清空，头目为之瞋疼，或作或辍，或左或右，皆肝风善行数变之象耳。证脉互参，病之底理[①]确在肝肾。询知年方强仕，上下齿牙大半摇动，大半剥落。齿牙摇动，因是肾真之虚，以齿为肾脏之余。齿牙剥落，阳明胃腑得无热蕴？以齿虽属肾属骨，而齿之树根之基，基于龈肉，龈肉乃阳明胃腑所关。阳明热则龈肉热，龈肉热则齿根不获清净，骨发热蒸，霉腐剥落，不亦宜乎。《内经经脉篇》谓：阳明胃脉，挟口绕龈，循夹车而交于承浆穴也。诸经诸络与齿牙为最迫近，所以虚证齿痛，必肾胃相关。景岳先生垂有玉女煎一方，治少阴不足，阳明有余齿龈诸恙，亦肾胃同调。谨采其法，更以肝药佐之。

七四、肝风痰厥

中阳式微，痰饮内聚，脾土卑监[②]，肝木侵犯，纵横不息。或脘瞋剧痛，或呕吐酸涎。旁窜经隧，股为之拘麻；上干膻中，神为之荡漾。舌腻色白，关脉双弦，症名肝风痰厥。拟用桂桔芍温胆汤，仿易老加减，可许衰其势，未许拔其根。

---

① 底里：底细。此处指根本。

② 卑监：运气术语。五运主岁中，土运不及的名称。《素问·五常政大论》："其不及奈何……土曰卑监。"

七五、阴虚邪陷

冬初叠次病疟，尤是夏令伏邪晚发，疟发数度即瘳，饮食亦不逊曩昔，似属病魔退舍矣。病势既退，正气当复，而缠绵匝月[①]有余，面容迄无华色，神气时多躁扰，此何以故？毕竟尚有留邪剩恙耳。大凡诊病，必凭脉理，按脉左右六部各五十至，浮按无大疵，中按亦无大疵，沉按颇觉细弦动数。《脉诀》有云：细为阴虚，弦为肝旺，数为热蕴。沉按动数之脉，得之疟疾之后，良由阴虚疟邪乘匿厥阴肝脏。肝为将军之官，其性暴，其志怒，肝家蕴热，此躁扰怒赫之所由来也。忆古治阴虚疟邪内陷者，垂有清骨散一方，宜泄阴分之热，当遵其旨，务使遗热得清，则性情自复其常也。微感咳嗽，谨可弗论。

七六、营虚

色萎脉濡，须[②]频退谢，症属营虚。要知营者，荣也，主营华色。营血一虚，荣华不布，致仪容萎萃。《内经》有云：发为血余。营血不充，发无滋泽，致易退落，譬犹树枝失于灌溉，木叶飘飘。调治之道，当宗丹溪养营法。

七七、中虚湿蕴

秋仲疟魔数扰，冬藏湿扰未彻。湿热内蕴中宫，坤阳

---

① 匝月：满一个月。匝，周。

② 须：须发。

失司默运，纳食因懈，食后困䐜，溲溺色黄，脉象濡数，都属湿症。而病魔日久，中气未免日虚。调治之道，只宜疏补，不宜呆补。拟仿缪仲淳先生资生方用意，务使湿热内蕴潜消，中枢展则脾脏清阳流布，日进水谷之气，可以化精微而生营卫，津液何愁不生，形躯何愁不健。若以口嫌干燥，而漫投地冬等药，地冬属阴药，湿热属阴邪，湿以济湿，阴以济阴，如泥益泞，厥疾何日得瘳也。医林用药如走盘，非毕竟润药可以治燥治干，即燥药亦堪以生津止渴。试观《本草》白术注疏谓：燥脾燥湿，止渴生津。既燥药而又云生津，亦邪却津生之义耳。

七八、失血

冲阳载血上行，九秋叠次咯血。失血以来，屈指三月，诊得脉象弦动不藏，弦为肝旺，动属冲阳。要知冲阳相火，寄于肝胆，肝属木，木叩金则金鸣咳呛，木犯胃则脘间䐜痛。调治之法，当壮水以涵冲，清金以肃肺。甘温补气固非所宜，半夏乃血家忌药，岂可孟浪施之。

七九、冬温

入冬以来，天时暄暖，未见层冰，此属冬阳不藏。人在气交之中，感受其邪，名曰冬温。冬温之气无形无迹，亦清邪一类。《内经》有云：清气大来，上先受之。[①] 上焦

---

① 清气大来上先受之：《内经》未见此文。《素问·太阴阳明论》有“伤于风者，上先受之”；《素问·至真要大论》则有“清气大来，燥之胜也”。

属肺，肺主气，职司呼吸而行营卫。肺气膹郁不宣，肺络亦痹而不通，气不得旋转，脘懑气逆，络道壅塞，右胁掣痛，转侧更痛，呼吸亦痛，身体忽凉忽热，脉象涩数不捷，皆邪阻肺经，气郁络痹凭证。导滞归肝势难获效，治以轻清宣泄，佐以疏通络脉，必得肺展开呛，热达于外，病机始定。

八〇、失血

阴虚体质，虚阳本易鼓动。今年秋七月，炎暑亢盛，身中之阳气亦随天地之亢阳徒然上升。血随气载，初秋下浣骤而咯血，秋仲又发，交冬再发。询知血来如溅，盈碗成盆，色鲜无衃，此非离络瘀留之血，形躯癯瘦，亦非阳明当有之血。此血也，定从下焦奇经八脉冲脉中发出而上溢也。要知人之冲脉，名曰血海。血而称曰海，其应行之血，其多可知。所以红症冲海之血，每每成盆成碗，不独阳明胃腑为然也。太冲之脉有相火内寄，全赖肾精以涵之，血液以养之。苟能涵养无亏，冲阳气火自可潜而不彰。去血既多，太冲失养，冲阳相火彰而不潜。火之所来，是肺金受冲火所克，遂令咳呛不休，日唾稀涎，仪容见乏英华，步趋气急冲逆，诸如等症，已成损怯，无须笔赘矣。诊脉情，左右六部各五十至，俱芤动不藏。六部芤动之中，左尺偏细，左关偏弦，右部寸口倍形数大。《脉诀》有云：左尺之脉内应肾水真阴，左关之脉内应肝阳冲火。左部二脉之细数弦动，与水亏冲旺之恙适相符合。右部寸口之数且大，手太阴肺金亦大受烬灼矣。人有五脏配五行。五行生克中，肺金能生肾水。有形阴血，既为吐咯而伤，肺金如是其焦灼，金为火煅，又焉能生肾水耶？源头活水不生，窃恐有日槁日枯之势。为今之计，且不深究其坎宫窟宅，姑滋水母其金，拙拟西昌喻嘉言先生清燥救肺汤，救息肺脏焚燎。方名虽救肺，而方中参、麦、地、胶却属滋水之品，考其底里，实肺肾同调，子母相关之法。

二诊：

十进清燥救肺汤清泄上焦肺脏焚燎，右部寸口脉情较敛，音声渐渐嘹亮，肺金似乎清肃，而咳呛仍不肯稍逊，此何以故？左尺仍动而不藏者，又何以故？仰屋思之，左尺脉数，坎水虚，左关脉动，龙相浮，咳呛之不获差者，乃龙雷之不获下蛰耳。所以轩帝经文论咳谓：五脏六腑皆能病咳，非独肺也。故咳嗽一症，专理肺金，每难见长。通一子张公《医门十要》有云："见血休治血，见嗽莫理肺"，厥言旨哉。究其要领，务在探本寻源。今诊左部脉象，显属水亏火焰之脉，询知呼吸易于气逆，言谈过多气亦逆，步趋稍疾气更逆，似属肾虚不纳之证。然则调治法程，当从滋填镇摄矣。拟用古方三才、六味，去萸、泽，复重药以镇逆，参介类以潜阳，务使龙火归窟，气不扰金，咳痰气逆诸恙，庶有向安之日。

三诊：

月余不晤，视仪容神彩，渐发英华，脉情亦渐和缓，此精气渐有恢复之机，虚阳渐有藏蛰之意矣。苟能湛然静养，再加药石功夫，可期渐次康泰。据述咳呛虽较缓于前，而寅卯木旺之际，仍成阵而咳，此古书所称木叩金鸣是也。木旺必来侮土，胃土受克，生化源流不健，既不能生肺金以资肾水，金燥水枯，遂令咳呛不止，咳痰盈碗成盆。忆古治损症大纲，有补肾阴以制浮阳，有补肺金以生坎水，有培胃土以生肺金等法。刻下胃纳式微，滋柔呆补势难骤进，拟仿叶香岩先生补土生金之法，请服十余剂，使胃腑清纯，纳谷日旺，则后天生生之机有恃，自为不补之补。缘胃气欠佳者，频服胶、地之品，虽有益于肾而碍于胃，故辩及之。谨将《金匮》麦门冬汤出入，专理阳明胃腑，切弗以药味轻淡，而见弃之也。

四诊：

正月下浣惠顾时，仪容脉象俱有渐康渐复之意，司诊者亦窃为之喜。奈以久虚乍复之躯，黾勉[1]厘算之劳，带疾会计挥毫，历逾匝月，五志之火，燃然上腾。适节交惊蛰，虫咸仰，震气东升，身中上游之阳，与大气萌动之阳，因上冲气海，而蒸于手太阴肺脏。金不肃而咳呛因剧，冲海沸而血随阳溢。自二月初八至二十三日，半月之间频频咯血，或时成朵，或时盈盆，约略计算，血去不下数升。血去既多，肝阳冲气愈无涵养，无根之阳时时上逆，致咳嗽不肯休息。肺受虚火煎熬，四布水精失度，痰沫吐咯不绝。此痰也，此沫也，乃丹溪先生所谓阴虚虚热逼肺，津液生痰不生血，痰即身中之津，沫即身中之液，咯之不已，虽无红色相见，而脏阴必日就其亏。俗谚有

① 黾（mǐn 敏）勉：努力，勉力。

云：吐白血者，即痰沫之谓欤。而此沫此痰，徒事消痰无益，徒事理肺更无益。追本寻源，须填坎阴以摄阳，安龙火以肃肺，庶几正理。诊脉左部濡细略数，右手寸口倍形芤大。拟用三才合复脉，去姜、桂，加杏、贝、牡蛎、白薇，作俯仰同调之治。

五诊：

半月以来，日进三才复脉汤，咳呛之势仍不肯稍逊，咯痰仍盈碗盈盂。大凡虚损症中之痰，虽云肺热煎熬，津液煅炼而化，而肺金之所以受煅炼者，实因坎中之火上灼辛金之故。然则调剂之道，总难越金水同顾范围。叠承惠降处方，如清燥救肺、参麦六味、三才复脉，皆属填膺益肾，清金肃肺，至当不移之方，而服之如水沃石，今姑另寻头绪以图之。传云治乱犹治丝耳，治病之道亦然，设寻头觅尾，不致舛错，或可理其紊乱。尝闻葛稚川先生《肘后方》治虚劳规则谓中气不和，饮食不调，大便濡泄者，一味神曲散主之。阁下近来纳食易填，纳下鲜美，腹时隐痛，大便溏泄，诸如等症，何一非中气不和乎？谨采葛氏神曲散，专理坤土之用。苟能从此而饮食渐增，大便渐实，土旺则可生金，金肃则能生水。古贤治病，每以疏为补者，非毕竟参、麦、地黄才称补剂也。故先哲李东垣先生有隔二隔三之治。犹弈棋者，局势疑难，下子维谷，旁敲边着耳。另附涵金治咳方一首，不过虚应故事，服之亦可，即不服亦可。

八一、失血成劳

客岁立秋节，偶尔咯血。血失后，继膺咳呛，屈指裘葛一更，咳呛未尝锉息。《内经》谓：五脏六腑皆能病咳，非独肺也。但知见咳而理肺，无益于事耳。大凡诊病，必须辨脉理以考症，证理得确，调剂自可药症相符。在失血咳逆之恙，病既细辩，证尤宜刻画。询知咳之来也，自觉气从左胁下而升，咳吐白沫稀痰，按日盈碗。痰之来也，亦自觉由左畔上溢。诊脉右三部尚属濡和，惟左尺部细弱动数，左关部强大更动。左尺脉应肾水真阴，左关脉应肝木龙火。证情与脉理互参，显是坎水不足，肝阳上浮。贵恙咳呛之源，源于水亏，相火内燃。夫相火无窟无宅，内寄于肝脏。肝经一脏，在卦为震，在方为东，在位为左，在五行为木。木中相火载营中之血，肾泛之涎，自震位而旋上腾，所以逆气痰涌，皆左旋而升。此等咳症，宜可以肝咳名之，即先贤所称“木叩黄钟，金声四野”，就是此症。咳呛痰沫，痰沫乃人身之津液，是人身之至宝，吐咯过多，肾水愈虚，肝木愈失所涵。肝阳相火载肝脏之营血上溢于口，立冬节候，红症复来，剧于曩昔，约有两盂。现际隆冬，阳气固密，万类潜藏，肝阳若此之升腾，转瞬春回黍谷，肝木司权，蛰虫振羽，百卉齐放之候，又将奈何耶？宜重填壮水之剂，务使肾脏真阴潜长，木得所养，庶几春升不致增病。

天冬二两　熟地八两　人参一两　牡蛎三两　龟板一两　牛膝一两　萸肉一两五钱　山药二两　茯苓二两　百合二两　叭杏一

两。河水熬煎，先用武火，继用文火，一昼夜炼如胶，收入磁瓶。每日清晨用开水调服三四汤瓢。此方系大造丸之变局也，君臣相配，分量合度，万勿增减。

八二、冬温

入冬以来，天气过暖，此属气火。火气不藏，人在气交之中感受其邪，名曰冬温，又名风温。冬温与风温，无形无迹，乃清邪伤上。上者，手太阴上焦肺脏也。温邪袭肺，肺气膹郁，清肃失权，逆令咳呛不畅，啼声不扬，声音嘶哑，瞑目神酣，都是肺气窒塞之象。舌苔浮白，脉情涩数。拟用麻杏石甘汤合千金苇茎汤，辛凉开泄肺郁，务使上焦华盖之气得以旋转，诸恙渐瘳也。

八三、失血

阴弱阳浮，血随阳越，自秋至今咯血频发。血愈失而阴愈虚，阴愈虚而阳愈焰，蒸逼肺金，由咳呛渐至音嘶。诊脉左右六部俱动数不藏，右寸倍大。自觉胸膺燔灼，势若燎原。要知人之肺脏，居上焦胸膈之区，胸次[①]燔蒸，肺金大受煎熬，金燥则作咳，金煅则无声。为今之计，且把太阴金脏，先为清泄，俟肺金渐肃，再商填补可耳。

八四、流注

秋仲[②]病后，冬初疟疾，一由燥气侵肺金，一由伏气发募原，缠绵辗转，蟾影五圆。肺热固能生痰，疟来亦主

---

① 胸次：胸间。

② 秋仲：指阴历八月。

酿痰，痰与热互窜于溪谷之间，左髀腋漫然膹肿，抚之若败絮，望之色不变，已成痰热流注。无性命之尤，有废股之累。调之不易。

白芥子　橘皮　杏仁　归须　甲片　旋覆　青葱　桑寄生　海石　钩钩　海藻　新绛　竹茹

八五、肾气不纳

年仅大衍，貌若古稀，似松柏欲凋之象。人生自幼至老，总以肾脏真气为根蒂①，根蒂一衰，则肾真不固，丹田气火易于上升，遂令语言稍响则气逆填膺，如喘如促，逾时乃定。要知人之音声虽出乎肺，而音声之根实根于丹田也。肾真一衰，骨髓空虚，以致步趋乏力，胫常清也。诊脉浮按虚大，沉按濡软。病属上盛下衰，徒理肝脾，如隔靴瘙痒。拟用都气方，参入镇摄，更以虎潜丸副之。

八六、胆瘅

口味时苦，名曰胆瘅。“瘅”字之义，当作热字讲。能因胆腑热炽，胆汁分于口舌之间，致口味苦劣也。关脉双弦，右关为甚，想从多虑中得来，服药尤宜静养，用古加味温胆汤。

二诊：

叠投加味温胆汤，颇为中鹄。要知温胆汤一方乃清泄

① 根蒂：植物的根及瓜果的把儿。比喻事物的根基或基础。《三国志·蜀志·蒋琬传》：“今魏跨九州，根蒂滋蔓，平除未易。”

少阳胆火，复清静中和之职，实非温热之温也。少阳木火内燃，阳明胃土必受其克，口苦有诸，肢懈亦有诸。投剂以来，口苦较好，纳食亦较增，双关脉象仍弦，胆胃毕竟未和，治法仍照旧章而取弃。

八七、痰饮

阳微体质，痰饮内蕴。春夏天地温而玄府开，痰饮之气亦藉以开，不觉其为累。秋冬天地塞而玄府合，痰饮之气亦因以合。合则肺气膹郁，遂令咳呛绵绵，不肯休息。诊脉濡软不数，痰色白而不稠，与阴虚肺热之咳，天壤悬殊。阴柔之剂，非徒无益，而有害之也。拟用《金匮》苓姜术桂汤合小青龙汤。

八八、失血

不如意事常居八九，襟怀未免多傀儡[①]。五志之火内燃，肺金大受其克。去冬以来，咳呛音嘶，交春以来，曾见痰红。诊脉动数，一息六至，阴分日虚矣。拟用喻氏滋阴救焚之法。

八九、三阴疟

三疟一症，须考三阴，考证得确，亦能取效。孰谓“痰疟无成法”耶？视面色晦黄，是湿家之色；诊脉象滑

---

① 傀儡：比喻郁结在胸中的闷气或愁苦。亦作“傀垒”。傀，通“块”。

数，是湿家之脉。色脉互参，其为太阴湿疟也无疑。脾与胃夹膜相连，湿热蕴于脾，脾运不展，腹笥膨然；湿热蒸于胃，胃经热腐，龈糜裂血。要知脾为四运之轴，阳明胃脉挟口绕龈，而交于承浆穴也。至于右胁下结瘕，在幼科患脾胃疟者，比比皆然。以胃之大络，虚里之穴，居于左乳之下，湿热盘踞，瘕块斯膹。拟用古方严氏清脾饮，加茵陈、黄连、藿香、香附，泄中宫湿浊。

第三卷

一、阴虚咯血

秋仲病咳，良是燥气凌金，肺金失肃清之权，遂令气逆作咳，兼之会计操劳，家政繁冗，五志之火内燃，与肺中燥淫之火互相纽结。火性炎上，沸伤咯血，血溢络外，而上溢于口。至八月中浣，嗽血鲜红，痰血夹杂，此血必从手太阴肺中发源而来，尚属红症中之稍浅者。十月初头，骤遭丧明之痛，悲戚过动，肺布叶举，肺金更受其燔燎，咳呛之势因而转剧。病根虽因六淫燥气而起，再加以七情，更患以久咳，不独肺阴潜销暗耗。要知肺脏在五行属金，金本有生水之能，兹为燥火蒸燎，源头活水不生，肾阴亦形其虚。肾阴虚则肾阳偏亢，亢阳焰不肯降，肺金愈形燥烈，金被火煅，黄钟失韵，斯音声渐欠嘹亮也。诸如等证，原是损怯一途，所幸脉象虽动不应序，重按之则六部都有根蒂。人之有脉，如树之有根，根本无疵，即枝叶萧条，只要灌溉得宜，尚可望其回春。吾为脉根尚好，虽久膺咳病，只要湛然静养，定可冀其康复。调治之道，当肺肾并顾，拟用西昌喻氏清燥救肺汤，清金滋水，两相包括，殊不致谬。

二诊：

去腊频进喻氏清燥救肺汤，音声渐觉嘹亮。肺为音声之户，即此着想，肺中焚燎之势似乎稍逊，而咳呛究竟未能铿然止息。手太阴金脏到底失司清肃，追本穷源，总不离阴虚肺燥四字。阴虚者，阳本易浮，至立春节，天地之阳气潜升，更感以鼓荡之春风，风邪化热，内袭肺脏。肺主皮毛，司玄府之开合，更司卫护之藩篱。邪侵玄府，藩篱不固，自交春[①]十六日，身体忽栗忽热，寒则片刻，热则终宵。诊脉浮大动数，右部寸口较大，重按濡软，此属阴虚挟感，乃疟门中之肺疟也。为今之计，只好把阴虚本题权且置弃，径理上焦风热，俟上焦肺气一清，寒热退舍，再议毓阴可耳。拟用孙真人千金苇茎汤，复钱氏泻白散。

二、劳臌

形羸色夺，脉弦疾数，舌色绛，唇色燥，是水亏火旺怯弱一途。肝木既失水涵，厥气纵横于内。五行中，木旺必来侮土，脾胃坤土潜受克制，太阴遂失乾健之度，转输不疾，腹笥乃膜。交惊蛰节，震木东升，在人应乎肝脏。以水亏木旺之躯，值春深木旺之候，两因相凑，肝胆厥气大肆猖獗，侵乎胃，为脘膜呕泛，犯乎脾，为雷鸣腹满。据述近时脐门凸出，其胀热日甚一日，与臌症一路，又相去不远矣。谚云：风劳臌膈，为四大症。今一身两任，症之难治，不言可喻。自来治阴虚劳瘵，用药必静柔；治肝横腹胀，用药必宗刚。刚柔之间，势难兼顾。细察病情，肝木之所以横者，实因肾水之虚耳。燥剂理胀，谅不合辙，拙拟古方桂七味，水中泄木，与体质或可相合。两脉

① 交春：立春。

弦动，一息六至，腹上自觉灼热，肝家木火殊盛。桂性温热，窃恐以焚济焚，故佐以黄连一味监制之，合轩帝“亢已害，承乃制”之训。

三、便血

《内经》谓：“心肝澼亦下血。”澼下，偏僻之谓。当此春升木旺之际，人身肝木随时序而偏横，震木既胜，坤土必受其侮，仓廪之乡为肝木激挠，遂令胁腹时痛，呕吐纳拒。绵延多日，脾土日形其虚，肝木日形其横，肝失藏血之司，脾失统血之权。数日前，忽然下血如注，诊脉虚弦动数，按腹瘪而软，岂可泛泛从幼科中疳门虫积一例治之耶？拟用古方归脾汤范围，试服数剂，再商后法。

四、痰热阻痹

痰热阻痹气络，络壅右胁掣痛，痛延半月有奇。今月初头，咯痰盈盂，痛势渐瘳，继则咯血，此气络之壅，渐波及营络矣。咳呛不已，气逆如喘，痰气自觉微醒，不耐着眠。脉来动数，右部较大。脉理玄微，第本不了了。姑无论其肾虚肝虚，即以所视病情，始末根源，互参体悟，证属肺络壅塞，肺气不降。外科方书谓：痈者，壅也。久壅不通，窃恐有内痈之患。古方治内痈法，惟有孙真人《千金方》金匮败酱散为最。兹采而用之，更以降气之品副之。

五、蓐劳

客夏半产，去秋患咳，由渐五心焚热，肌消腘脱。入春以来，音声嘶瘖，月事不至。诊脉细数无神韵，右寸偏芤大。水涸金枯，已成蓐劳，扁卢复起，窃恐难回。远道求医，徒劳跋涉，苟能湛然静养，或可带病延年。

六、湿蕴腹大

两胁呼痛，吸更痛，的是挫闪伤络。脘䐜胀，纳食益胀，又属湿气阻痹。区区挫闪之伤，未足为忧，所忧者，腹笥膨满，脐门欲凸，面黄于上，溲黄于下。诊脉亦六部俱濡而数。色脉两参，乃湿热内蕴，中枢失司转运。忽忽不为疗治，恐酿单臌大症。

二诊：

脐突腹硬，形躯日瘦，症属单臌。《内经》谓：“诸湿肿满，皆属于脾。”脾为坤土，职司健运，湿浊缠痹，机轴不转，胀乃成矣。然而湿土为病，有太过与不及。土之不及者，名卑监；土之太过者，名敦阜①。医林措法，亦当从此着想。诊得脉象滑数，右关近动，大便结，小便涩，症属敦阜之土。敦者，阜者，皆平地覆篑②之谓。调治之道，宜锄不宜培。

---

① 敦阜：原作“墩阜”，据《素问·五常政大论》改。指土运太过。

② 覆篑：倒一筐土。谓积小成大，积少成多。

七、失血成劳

频年来，屡屡失血，血去既多，阴愈亏而阳愈浮，坎宫龙相之阳上迫太阴肺脏，肺金受虚火煎熬，遂失四布水精之度。日进水谷精华，不能化气血以奉吾身，徒以蒸痰沫而扬咯。入春以来，咳呛日剧，形躯日瘦，诊脉芤大动数，一息有六至之数。一息六至，《难经》称之曰“离经”，损症见此脉情，山穷水尽矣。窃恐卢扁复起，亦无能所施其技矣。既承远顾，姑拟滋水清金一法，不过慰病者求医之念而已。

八、脾疳骨蒸

幼年作养媳，失怙[①]同一辙，饥饱不调匀，早已成疳疾。疳疾一症当分五种，大凡从饥饱失时而成者，病在中宫，名曰脾疳。昔日之形尪懈纳，腹痛吐蛔，皆属脾家之恙。要知饥饱失时，则太阴脾运不健，日进水谷精华之气，不能化气血以奉吾身，徒以酿湿而造蛔虫。幼科以后天脾胃为本，兹脾胃生气一寂，五脏六腑皆无所禀，以致脏阴潜虚，虚阳内烁于骨髓之中，大股渐渐削去。诊脉沉细动数，由土疳渐延童瘵，难望回春。既已远道就医，姑拟仲圣消疳方合清骨散，一消疳之积，一清骨之蒸。倘得小效，再商后法。

---

① 失怙（hù 护）：丧父的代称。《诗·小雅·蓼莪》“无父何怙，无母何恃”，后以失怙为丧父的代称。怙，依靠。

九、阴虚饮聚

五心时热，脉左细数，病历多年，自是阴虚怯弱一途。遇冬嗽甚，痰逢春剧，亦历多年，又是痰饮凌金之候也。刻下嗽痰已止，痰饮无以流蕴，遂致溢于上下躯廓之间，上升则膺脘痞极，下坠则腿腘漫肿，甚至妨害饮食。从来治瘵与治饮势若天渊，岂能并顾。权衡饮邪胜于阴虚，且以涤饮之剂调之。俟否转泰来，肿势渐瘪，再议毓阴可耳。

一〇、重舌

重舌一症，方书总以心火为提纲，而心家之火，亦有虚有实，不可泛泛漫作六气外感治。诊尺较寸动，左部为甚。三年宿恙，而今盛发，当从坎水不足，离火上焰[①]例治。仿古既济方。

一一、痧毒

痧后点痕如洒赭，余毒未清显著矣。毒即火也，火迫于肺，为咳呛音嘶，火蒸于心，舌为之糜，火燃于胃，龈唇为之腐。以肺主声音，舌为心苗，阳明胃脉挟口绕龈而交于承浆穴也。审经络脏腑以治病，当清肃手太阴、少阴、足阳明三经，拟用甘石汤，合白虎，复凉膈。

---

① 坎水不足离火上焰：肾水不足，心火上炎，心肾既济失调。属于六十四卦未济之卦。可用“壮水之主，以制阳光”的六味地黄丸或《活人方》坎离丸。

二诊：

痧后余毒炽烈，蒸炼顽痰，内袭手太阴肺脏。肺气膹郁，升而不降，气喘声如拽锯，肺金焦满，蔽而不宣，音嘶，咳痰黏绊。稚科痧后见此，缓变是哮，急变是厥，慎之。拟用麻杏石甘汤，复葶苈泻肺汤，合苇茎汤，峻泄肺脏之壅，药随手应乃妙。

一二、水肿

先由面肿而渐及腹跗，由腹跗而增嗽逆，此风水滔天，上行极而下，下行极而上，上下其间，三焦气机不司转旋。近日大小便俱不分利，水无出路，必致泛溢高源，喘不得卧而后已，危哉！忆仲景治水，定三焦之高下。今三焦皆受浸淫，五苓仅治下焦，难济其事；导滞仅疏中，亦不济事。勉拟仲圣小青龙合真武，复四苓、控涎丹出入。三方鼎峙，高下同调，作背城借一[①]之计。

一三、肺胃失血

癣疥之疾不足忧，可置勿论。阅病自客岁初春，骤遭大故，悲恸呼号，五志之火内燃，即得红症。但失血一症，须确探其血自何处溅溢，寻经措法，庶可应验。询知血色缁虾，成朵而咯，此阳明胃血也，以阳明为多血之海；口中腻热，齿龈疼热，此阳明胃症也，以阳明之脉挟

① 背城借一：在自己城下和敌人决一死战。指决定存亡的最后一战。出自《左传·成公二年》。背，背向。借，凭借。一，一战。

口绕龈，而交于承浆之穴。胃中蕴蓄之热流越络髓，故疼热之变亦见于本经也。阳明属燥金，肺脏属辛金，燥金之火上灼肺金，金受其热逼，咳呛不休。诊脉左尺濡，阴自虚，右寸与关殊觉数大，肺与阳明兼有热蒸。症脉互参，此血之来源既发于胃，而嗽之来路亦发于胃。《内经》谓：五脏六腑皆能令咳，非独肺也。拟用古方玉女煎合清燥救肺汤，乃足少阴、手太阴、足阳明两脏一腑滋清之剂。以理揆之，频服当效。

一四、晕厥

晕厥流涎，频作频辍，十历寒暑。此病症从禀气中得来者，询知台堂[①]亦膺此症，询不诬欤。病发时昏蒙酣然，目窜肢掷，得啧嚏始渐开霁[②]，霁后殊觉头颅掣痛，力乏神疲，乃五痫中之羊痫症也。诊脉弦滑，双关为甚。弦为肝旺，滑为痰多。即以脉理讲求，良由肝胆风阳载痰浊上蔽虚灵，升越巅顶，痫疾乃生。拟用易老钩麻温胆汤，加羚羊、牡蛎、青黛、芥子，两调肝胆。请服数十剂，试看病发势缓否。

一五、痧毒留肠

痧由肺发，余毒不清，其邪亦归于肺，身热咳呛，分所当然。缘毒火炽盛，肺热遗肠，传为澼泄，欲便腹痛，

① 台堂：高堂，指父母。

② 开霁（jì 计）：指病势缓解。霁，雨后天空放晴。

防延毒痢。

一六、阴虚燥咳

童年面乏华色，脉细近数，先天禀赋甚薄。去秋病咳，原属秋燥，肺金不肃，金鸣乃咳。大凡人之禀赋，各有偏胜，禀质阳分虚者脏易湿，阴分虚者脏易燥。燥气加于阴虚之体，肺脏日燥，所以咳呛，三眠三起，未能铿也。拟用西昌喻氏清燥救肺汤出入，既能润肺，又能育阴，滋清互施，谅可入谷。

一七、骨蒸

入暮热炽，晨起热瘥，脉动沉按更数，此热蕴于内，乃童年骨蒸症候。骨蒸一证，虽属阴分之虚，然须分别有汗、无汗两途。无汗者，宗以清骨散；有汗者，宗以钱仲阳先生六味地黄汤。据述寝汗溱溱，用仲翁法为是。

一八、血风疮

血热生风，风飏腠理，遍发细点，色绛搔痒，乃血风疮也。洗沐为上，服药次之。

一九、晕厥

先惊后痘，此痘从厥阴肝经而发，痘后余留之剩毒，轻车故道，仍返肝经。肝木生风，载素蕴痰浊上越空窍，遂成晕厥，目窜神酣，口开流涎，片时苏醒，灵爽依然。

痂靥[1]百日，厥凡二次。倘频发不休，即是牛痫羊痫一类，亟宜拔其根茎，莫使遗累终身。

二〇、痎疟

去秋病疟，今夏未瘳，可称痎疟矣。痎字之义，字典注疏谓：痎者，老也。因痎邪深老致疟，疟魔辗转不退。然三疟一症，有三阴病机，更有六气病象。苟能确考三阴三脏病机，再能辨其六淫之象，循经立法，亦每能取效。视舌色晦黄，腹笥膨脝，是足太阴脾湿之证；左胁结块如盘，阴囊偏坠如疝，是足厥阴肝经之恙。《内经》有云：中央脾土，其色为黄。又曰：诸湿肿满，皆属于脾。又曰：肝位东方，病患偏左。又曰：厥阴肝脏，绕胁肋而循阴器。引经文以诊症，似是肝脾湿疟，谅非谬矣。拟用古方清脾饮合三甲意，再参平胃、达原两方进退，径驱肝脾蕴湿。

二一、龟胸龟背

脊背伛凸，胸脯亦凸，此名龟胸龟背。既非六气之加，亦非五脏之恙，乃奇经八脉中督任两脉之虚也。要知人之督脉，总督后躯；人之任脉，担任前躯。督任交虚，致膺是病，病根由乎先天禀赋不足中得来，吾侪[2]无娲氏练石补天之术，未必能完其善。

---

① 痂靥：痘疹结痂。

② 侪（chái 柴）：同辈，同类。

二二、痰饮

前年失音，今岁失血，体质属阴虚阳焰。无如阴柔腻药，投之久久，焰阳虽藉育阴而抑，痰浊遂因腻药而酿，痰饮蕴于胸脘，胃气不降，膜妨纳食。肝木乘于胃腑，胃气不降，噫嗳勃勃，关脉双弦且滑。治宜苦辛通药镇逆，阴虚失血一层，只好暂置缓图。

二三、肝阳晨泄

年望古稀，脉近六阳，是期颐①之兆。耳鸣目眩，步趋不捷，鸡鸣之后，大便必泄，在老年脾肾虚而肝阳上越者，比比皆然，乃寿考之征，非病者之症。拟用古方异功、戊己，加牡蛎、杭菊，送服四神丸。

二四、牡疟

童年面乏英华，肌肤甲错，肘腋发流注，颈项发瘿核。此先天禀赋极弱，营卫环周不捷，流注、瘿核等恙由是而发。旬日前家庭礼忏②，起拜过劳，兼以早起晏眠，致为薄寒所侵，袭于经隧膜原之间，遂令营气不谐于卫气。连日以来，每交晨刻心中自觉寒慄，肌表并不发热，片刻之后神气依然，此疟门中但寒无热之牡疟也。牡疟之因，因于营卫两不和谐，故与寻常鼓颔蒸热之疟，其势不

① 期颐（yí 宜）：指百岁以上的老人，也称人瑞。

② 礼忏：礼拜与忏悔的略称，又作拜忏。

同，其治亦异。诊脉濡软，左部似涩，舌色红光，无甚苔垢。用仲圣桂枝汤合归芍六君，去术、草，调理营卫阴阳。阴阳一和，营卫一调，疟魔自退矣。

二五、痰气阻络

向有湿痰内聚，平时晨起必吐咯痰涎，兴居乃适。近时吸受暑邪，上侵手太阴肺脏，首先身体发热，或日作或间作，宛如疟象。奈疟势又不能畅朗，邪因不获宣泄，新病暑热与素蕴痰浊互结于太阴肺络。络痹不通，膺胸掣痛，脘际高凸，皆属痰气阻塞而然。所谓不通则痛，非毕竟厥阴肝横，然后之瘕攻作痛也。痛延二十余日，至三四日前，得咳嗽痰涎，痛乃渐衰，似乎病瘥矣。而病者仍终日偃卧，既不能侧左，又不能侧右，即此着想，肺经络遂之中，暑热顽痰到底蔽而不宣。要之肺主一身之治节，今被痰气壅痹，譬犹提偶，线索阻碍，不能转侧拜舞。若仅仅肝气膜，何至防碍转侧耶？询知每欲咳呛，必痛引胁胸，连及肩胛，呼吸伸引亦然。诸如等症，其为肺痹不通，肺络壅滞也，可无疑。手心时热，脉右偏动，是暑邪未清之验；舌底微赭，苔罩极腻，乃痰气未彻之征。拟用孙真人千金苇茎汤，复长沙太守旋覆花汤，佐以豁痰，使以清暑，务期肺气得展，肺络得宣，咳呛加剧，痰随嗽出，一身之治节通流，转侧自捷，掣痛自愈矣。

二六、痰饮

向喜品茶，茶能酿饮，冲年阳气尚盛，不觉其为累。兹年逾强仕，阳气潜虚，鼓动渐馁，饮邪易于停蓄，脘际欠舒，温温疠痛，泛泛欲呕，中土气薄，肝木乘僭，载痰浊上走空窍，耳鸣蛙聒，听而不聪。脉沉弦滑，左关犹搏。拟用《金匮》苓姜术甘汤复二陈，加芎、蛎、菊花。

二七、水肿

水湿痰饮内蕴肺脏，八方虚气外侵肤腠。要之皮毛之腠，为肺之外合，肤腠为风邪所郁，肺家水饮亦郁，痹不宣泄，水得风扬，浊浪排冲，遂令头面肢躯漫然浮肿。肺失清肃之权，咳呛气急，呕咯稀涎；肺气不达外邪，膀胱气化窒塞，以致溲溺不利。从来肿胀纲领，每以经文"诸湿肿胀，皆属于脾"诸语为章旨，故后人治肿胀，概专理脾土为多。然而此症致肿之根，根于肺之水饮，皮之虚风，徒理中宫无益，当从高下双调。君不见轩帝论水有"其本在肾，其末在肺"之训乎？用开鬼门、洁净府之法，务使主府通而溱溱汗泄，在表之风邪可散，在里之水湿可驱，涤饮降气为之佐使。

麻黄　桂枝　葶苈　苍术　细辛　鼓槌草[1]　干姜　猪苓　云苓　泽泻　杏仁　竹茹

---

① 鼓槌草：性味辛甘，凉、入肺、胃经，具有祛风散热，明目退翳之功。

二八、肝积

眠食如常，脉不甚弱，两月以来，既不能起坐，又不能转侧，真令人不可思议。据述膺歧之下结有瘕块，大若覆碗，偏于左畔，病根在其间。古云“怪病多生于痰”，要以痰气胶肝乎。尝读《内经五积篇》谓：“肝之积，名曰肥气，居于左胁下。”与此病此块地位却相符合。尝阅《舌鉴》二十一条谓：“舌苔黏腻，湿痰之机。”即此二端，推求其理，显属顽痰浊沫胶结于厥阴肝络。肝属震，位居东，主左旋。左道既窒，右转脉络也有小碍，所以侧左侧右，掣痛不舒。肝主一身之筋络。筋络壅滞，譬之傀儡，线索阻碍，又焉能起坐拜舞耶？调治之道，当洗涤顽痰，搜剔经隧，拟用景岳先生六安煎复仲圣旋覆花汤，加山甲、瓦楞。

二九、失血

水亏木火扰金，去冬病始咳呛，迄今裘葛一更，咳呛未尝止息。一载之间，守营之血，随浮阳沸腾而越，春初夏仲，曾经失血。大吐之后，真阴转虚，龙阳转旺，蒸灼于骨髓之中，由渐五心发热，剧于昏暮，瘥于黎明，面色露华，唇舌近绛，已成损怯大症矣。诊脉左右六部各五十至，俱虚大浮数。要之人身处天地之间，营卫气血当应天地生长化收藏之令，脉息如许之动，时际隆冬，万类潜藏之候，见此动数不藏之脉，转瞬春升，百卉放葩，斯时又将何如耶？既承惠顾，敢不构思，姑拟复脉、固本两方，出入互选，参介类潜阳，复甘凉肃降。

三〇、休息痢干血劳

休息之痢，漏卮不已，裘葛一更，未尝向愈。古云：痢多伤阴。痢经一载有余，五脏阴液大遭劫夺，肾阴虚则肾阳内充，瘕攻作痛有诸；心阴虚则心阳不潜，夜不恬适有诸。脾脏气营交虚，既失乾健之权，又失轧血之司，纳食或膜或胀，澼痢无休无息。李东垣先生谓：心生血，脾统血，肝藏血。今三脏之真皆亏，生化之源断绝，太冲血海无贮蓄，致令经事四年不至。诊脉六部俱弦动无序，症因休息痢而成干血劳矣。难望收功，拟用黑归脾汤。

三一、肾虚痰饮

肾真亏于下，痰饮聚于上，宿恙哮吼，历有年矣。兹届冬至阳升之节，坎中真气浮载膈中素蓄之饮，自少腹上冲，或干于胃则呕恶泛泛，或窜于络则筋惕肉瞤，或扰于咽则喉管如束。此病情在痰饮家，每每有诸。调治之道，当以温通。无如尺脉殊软，手臂汗濡，肾元大亏，专理其饮，必碍于阴，专理其阴，必碍乎饮。医林措法，颇令左右踌躇。拟用景岳先生右归饮、金水六君煎，复《金匮》苓姜术桂汤，俾肾真痰饮两相顾盼矣。

二诊：

下元亏损，冬藏不固，葭灰未动，坎气骤升。缘体质素有痰饮，坎中阳气载膈中痰气上下奔驰，自觉从脐下汩汩鸣响，上而泛泛欲呕，下而心荡似悸，再上而喉管如束，诸如等证，有似乎肾积奔豚。豚为水畜，长沙太守制有真武汤，以坐镇北方。然而此症，不独肾火之虚，肾水亦虚。水亏不能上济于火，坎离未济，心阳易浮，喜笑不休有诸，夜不恬眠亦有诸。诊脉尺弱寸浮。通阳涤饮法中，更须以益肾宁离之剂为之驾驭，鄙意如斯，未识明经者以为何如？希评而政之。

熟地　附子　炮姜　人参　白术　茯苓　生姜　竹茹　枣仁　远志　半夏　橘红　白芍　甘草

三诊：

前者挹候，以阳衰阴盛脱离为急务，故立法亦以摄肾回阳为急务。叠进金水六君合真武汤，冲气平而奔豚势定，夜寐酣恬，纳食日增，可无性命之忧矣。然而坎中无形之气藉药力以藏蛰，而有形胶固之痰未能随剂以洗剔。痰浊蕴于足少阳胆经，胆失中正之权，故语言舛错，忽而喜笈，忽而谈禅。诊治之顷，座谈片刻，语言虽似不经，却有意义。以此揆之，其神志昏也，不在乎心之神明，显在乎胆之腑络也。尝考《内经》有："胆者，中正之官，决断出焉"。又曰："十一脏皆取决于胆。"细细推摩，大凡人身肝藏之魂，脾藏之意，肺藏之魄，肾藏之智，皆赖乎少阳胆腑一为决断，语言谈笈，处世周旋，不致错悮。兹胆经为痰浊蒙蔽，中正废职，决断无权，遂令心神、肝魂、脾意、肺魄、肾智都偏倚无凭，欲求神清气朗，岂可得乎？视舌地变为绛色，舌苔满罩白腻，诊脉六部皆变弦数。色脉互参，与胆蔽之症若合符节。拟用古方加味温胆汤，专理少阳胆府，未识能应病否。

四诊：

浊痰蕴于胆，风阳发于肝，中正废职，言语无凭，谈仙道佛，疲躯狂舞，症虽如痫，尚不足忧。所忧者，肝阳内炽，怒赫扬掷，两目羞明，倘忽肝风大震，就是瘈疭痉厥之虞。以不堪憔悴之体，遭此癫狂，将何以克当耶？古云："急则治其标"。为今之计，无暇顾及根本之虚，亟宜平定其胆腑之痰，肝脏之阳。拟用古方芩连温胆汤，复救逆法。药后务期交睫酣眠，倦言懒语，风波斯定。诊脉昨则弦劲，今则濡小。《脉经》以乍大乍小、乍数乍疏为鬼魅之脉。外以符咒，并祈禳祷而祝之，亦无不可。

三二、肝风痰厥

禀赋肝阳偏旺，痰气偏胜。肝属乙木，其变化是风，风阳载痰浊上走空窍，旁流四末，目瞑搐搦，历有年余。曩时或数日一发，或一日数发，不过微窜微瘈，片刻即定。此幼科病肝风痰厥者，比比皆然。据云降诞才四龄，厥病亦四载，是根本从母腹中得来。此等症疾大约须至八岁，而固疾始瘳。要知男子八岁肾气实，而齿更发长。肾属水，水足堪以涵木，木得水涵，肝风潜熄，厥痰乃可云瘳。近届冬至阳升大节，葭管灰飞，以肝阳升动之体，值此阳升至候，肝胆风阳未有不乘机窃发。始则犯胃腑，为呕恶涎沫；继则凌空窍，为目窜唇牵。风淫末疾[1]，右肢抽掣，痰阻虚窍，神酣不语，逾六七时渐苏醒。诊脉六部

---

① 末疾：四肢的疾患。《左传·昭公元年》："阳淫热疾，风淫末疾。"

尚弦梗近数，肝风犹未平贴；视舌苔满罩腻滑，痰浊犹未下降。风动阳升，须虑再厥。拟用古方救逆汤复易老钩麻温胆汤，去甘草之守中阻壅，加胆星、芥子以泄肝涤饮。如是措法，或不致离绳墨。若漫指为急惊而金石乱投，必致有伤神气；若指为慢惊，而温补浪施，必致碍塞痰气。

三三、奇经虚胆火旺

大凡人身于十二经之外，又有奇经八脉：冲脉、任脉、带脉、督脉、阳维、阴维、阳跷、阴跷是也。奇经虽八脉，其发源源于天一肾水。肾水一虚，则奇经未有不虚。冲为血海，在妇科权司月水而主孕育；带脉形如束带，在妇科职司约束而固腰肾。今又因肾阴虚馁，太冲血海不充，焉又能充经水，又焉能兆熊罴[1]耶？肾阴虚馁，奇经带脉亦虚。带脉不固，腰胯酸痛有诸，带浊绵绵亦有诸。肾阴虚馁，则木失涵，少阳甲胆之火蒸于上，脑髓之脑液沸溢，遂令浊涕腥滋，渊渊于鼻。《内经》谓“胆移热于脑，为辛额鼻渊”就是此症。人身如涕、吐、精、汗、血液诸有形之物，都属乎阴，都属乎水。上而鼻渊，下而带淋，缠绵不已。有形之阴水潜销潜损，以致肾脏真阴日形气虚，内热由此而生，躯体由此而癯。脉之细弦动数，舌之色或焦黑，阴虚阳亢，水不济火，彰明显然。调治之道，当宗王太仆壮水之主以制阳亢为大法，固摄奇

① 熊罴：指生男之兆。语本《诗·小雅·斯干》：“大人占之，维熊维罴，男子之祥。”

经、清泄胆腑为之辅佐也。拟用长沙太守仲圣复脉汤，去姜、桂，复《灵枢》乌鲗骨丸，去藘茹，更以丹皮、桑叶、辛夷、菊花辈宣泄少阳胆热。如是立法，肾阴可冀渐充，奇经可冀渐调，甲胆之火可冀渐熄。恪守频服，幸勿间断，半载之后，可获怀珍之喜也。

三四、顿嗽

上午憟后发热，下午渐渐开凉，按日如是，此属疟意。不嗽神气尚好，一嗽成串而至，甚至涌吐，此属顿嗽，与疟象都是风温射肺，肺气膹郁使然也。在数龄壮稚当之，原属寻常之患，而未及周岁，脏腑娇嫩，肺金为温邪逼蒸，缠绵不肯清肃，当以正不胜邪为可忧。问呼吸作漶，闪时有努胀，肺气殊不开展，虽病磨多日，色晄脉软，顾正一层，断非所宜。忆古治肺郁肺胀诸恙，总以《千金》苇茎汤为旨方。调剂之道，当不离此范围，缘肺气如许之更，更以苦降之品参之。《内经》谓“肺气上逆，即食苦以降之”，乃大法也。

三五、骨蒸土疳

前进救阴消疳之剂，虽气阴未复，烦渴略逊，疳热潜清，身热因瘥，热势得缓，夜眠贴席，胃腑渐和，稍能啜饮稀粥，诸如等类都属峰回路转之兆。疳病致此，竟藉数剂回春，要是病者后福无量欤。今诊脉之动象已敛，适合秋令之度，而沉按之，究属小数。《脉诀》有云：沉为在里，数为有热。数脉之现于沉候者，乃阴虚热匿于里，当从婴年骨蒸一症比例[①]相看。抚腹笥膨然，鼓之鼞鼞有声。《内经》有云：诸湿肿满，皆属于脾。肌瘦而腹独不瘦者，中宫水谷积湿到底未消，当从幼科土疳之症，相机设法。拟用古方清骨散合消疳散，出入互选，一清骨之蒸，一消疳之积，恪守频服，谅可向安。至于慎寒暄，谨饮食，又须附嘱病者加意斟酌焉。

三六、溢饮

大病之后，形体丰胖，俗曰"药浮"。夫药所以治病，岂能药浮？此谚语不可为训。今视面部与肢体，俱庞然如肿，偶啜茗汤，泛泛欲呕。诊脉沉弦而滑，良是饮邪为累。《金匮》论痰饮为病，一曰痰饮，二曰悬饮，三曰肢饮，四曰伏饮，五曰溢饮。此症乃五饮中之溢饮也。证因饮邪蕴于胃，而泛溢于躯廓，所以内有得饮欲呕之里症，外有遍体肤肿之表症。拟用《金匮》苓姜术桂汤，以温中流饮，复五皮饮，以皮行皮。

三七、干血劳

自十八年间育麟之后，屈指裘葛四更。面乏英华，肌肉瘠瘦，杳然不肯复元。数载之中，经事或先或后，经水或淡或鲊，诸如等症，要不外乎产后营阴不复之故。阴虚则阳无以济，五内蒸热有诸；肾亏则木失水涵，肝阳煽烁有诸。遇劳火升，耳鸣头疼，都属阴虚肝旺，厥阳上焰之

---

① 比例：比照事例。

症。按脉左右六部各五十至，俱细弦动数。《脉诀》以细为阴虚，数为热蕴。此等脉症，最怕有干血劳瘵之虑，又焉能望得熊罴之喜耶？拟用《灵枢》乌鲗骨方，复仲圣复脉汤，合朱丹溪四物汤，三方出入互选，频频弗间[①]，务期阴充脉静，冲富经调为妙。

三八、三阴疟

疟之三日一作者，名曰痎疟，又曰三阴大疟，因疟根之老，而邪入三阴之脏故名。然既称之三阴痎疟，须考其六气之邪，所感何邪？三阴之脏，邪踞何脏？按经设法，希图弋获。诊得脉象濡数，右关近滑。面色晦黄，腹笥膨满，虚里穴下结有疟母，纳食懈，大便濡，诸如等症，乃足太阴脾脏湿疟也。勾留不已，热蒸湿盛，有单胀疟膨之忧，切勿渺视。

三九、口不能言

三岁时语已如簧，年余来，杳然不语。据述得之急惊厥呕吐之后，形脉无甚大疵，当于轩帝《内经》之义着想。《内经》谓："诸风掉眩，皆属于肝。"风、痰、气为累耳。肝风挟痰浊，互窜入心脾之络，络道不宣，斯宫商五音寂也。要知人之心络系舌本，脾脉络胃挟咽连舌本，乃音声之机。声机痹窒，又焉能发五音耶？调治之道，当熄肝通络，利窍豁痰，然病已裘葛一更，根蒂深固，药治

① 弗间：不间断。

颇非易事。

蝎尾　甲片　威灵　钩钩　蝉衣　竺黄　白芥　杭菊　半夏　橘皮　菖蒲　竹茹

四〇、肺胃不清

叠进宣肺和胃之剂，而咳呛虽缓，未能铿止，纳食虽增，尚欠鲜美。以此揆之，肺与阳明一脏一腑之间，究竟未能清肃。要知肺主轻清，肺被热灼，金鸣致咳；胃司五味，胃受热蒸，纳斯乏味。视神色丹红，舌色全绛，无甚苔垢。《舌鉴》谓：舌光如镜，阴虚见症。舌绛少苔者，阳津阴液显受热气销烁矣。调治之法，畜热宜清，阴虚宜滋，甘凉承津，泄热救阴，谅有济也。大凡久病乍瘥，最有反复，慎寒暄，息烦劳，调养之功，在乎自谨也。

四一、风痹

足躄[①]难行，虽因风寒湿三气壅痹经络而起，然病延数年，三气之邪已从火化，火热熏蒸，紫云风块，遍体漫布，面鲜色亮，脉象沉数。色脉互参，病非向日之阴邪矣。忌投温药。

防风　赤芍　荆芥　米仁　石膏　鲜生地　丹皮　忍冬藤　归须　桑刁

复诊：

湿火蒸迫营络，由紫云风而延及麻痹。湿热不攘，大

① 躄（bì 必）：跛脚。

筋软短，小筋弛张，渐成痿躄。叠进长沙太守木防己汤，紫云渐淡，渐能站立，渐能扶行，虽非三年之艾，竟能疗七年之痃者，要在古人合辙耳。而今而后，始信先圣垂方刻简之不欺人也。前法既入彀中，无须巧易花样，恪守旧章为是，一切温热膻毒食物，务须暂禁。

三诊：

大凡治筋节不通之恙，当确认其筋寒而短缩，抑筋热而弛张两端。此中关键，实悬殊焉。尊恙频年以来，日尝温药，络中之湿与药中之湿，互相为伍，热势鸱张，营络沸腾，先见紫云风，继传为痿躄。屡承惠顾，叠引轩岐经训“湿热不攘，大筋软短，小筋弛张”例措法，用仲圣木防已汤清泄络中湿热，紫云风散，竟能站立，近日已可扶杖徐行，谅能完善矣。惟年逾大衍，气血两衰，经络久为湿火焚灼，营阴势必潜受消铄。刻下之剩恙不瘳，防其死灰复燃，当以邪正两顾法。拟用丹溪先生虎潜丸，既能洗剔络邪，尤能壮骨强筋，请服半月，试看何如。

四二、溺癃

坎阳虚馁，湿浊乘痹，小溲欠利，或滴或癃。前投春泽①合滋肾方，颇觉效灵者，在于鼓舞肾宫大用耳。试看坎卦六爻，一阳居乎二阴之中，滋肾丸一方，用肉桂一味，居于黄柏知母之内，亦是阴阳参伍施之义，古人立

① 春泽：指春泽汤，出自明代方贤着著《奇效良方》。该方由五苓散加人参、柴胡、麦门冬组成。主治伏暑发热，小便不利等。

法，厥有旨哉。揾脉六部皆滑，视舌苔满罩黏腻，湿浊之气，毕竟未能廓清。调治法程，仍当率由旧章[①]，若朝更暮改，弄巧成拙矣。

苍术　知母　党参　猪苓　广皮　肉桂　黄柏　云苓　泽泻　覆盆子

二诊：

小溲癃涩，疗治之法，宜乎通利。然而利之太过，必乏肾真，岂可经年屡月徒事于斯耶？忆古东垣先生论小便不畅，有“中气不足，清阳下注”之条，《内经》亦有“中气不足，溲便为变”之文。形躯疲软，舌腻脉濡，都属中气不足，湿蕴彰明之证。拟用东垣补中益气汤，加菟丝子、枸杞子益气升阳，固摄肾真，庶几近乎王道。

四三、痎疟蛔厥

太阴痎疟半载不瘳。太阴湿土位居中宫，主运四轴，如环之无端。兹为湿热壅痹，太阴四运环周之度失职，遂致由三疟一变而为游疟[②]。历久不疗，防成痞疾，最宜撙节饮食。

四四、火体失血

形苍固，脉坚实。频年以来，随时咯血。童年无七情六欲之患，何膺似怯如虚之症，真属罕有。素知尊居[③]亦

① 率由旧章：一切按照老规矩办事。率，遵循。章，规矩，法规。

② 游疟：病名。疟疾之一，属“三日疟”。

③ 尊居：指家长。

有红症，可称家学渊源。从根蒂禀赋中得来，当现先天不足、形尪脉弱诸不足之证。而形既不尪，脉又不弱，以此揆之，似非禀受先天阴水之不足，却先天禀受阳火之有余。火性炎上，血随火沸，或咯或吐，幼科中每每有诸，无关紧要。调剂之道，须从禀赋重阳例法，不可作赋体阴虚症着想。倘拘拘于先天不足四字，撇去形色脉情，而漫投滋腻之补，非徒无益，而有害之也。拟用《局方》犀角地黄汤，复二至、二冬，加知、柏，配为偶方，藏之箧笥[①]。按月上浣煎服四五剂，恪守期年，寒暑一更，自可告瘳。一切辛辣性热食物务须屏之净尽。

四五、手指麻木

古云：人之四肢百骸，营阴虚则不仁，卫阳虚则不用。尊恙自去岁春初，手指突然麻木，抚之摸之不觉痛痒，绵延许久，渐及腿臁，视爪色渐变焦枯。《内经》以爪为筋之余，筋为肝之华。即以爪色之营枯辨脏腑之盈亏，此病之根源谅根于肝血之不足，肝筋失涵也。人之四肢，犹树之枝叶，人之肝脏在五行属木，木乏水滋，斯枝叶强柔条梗也。倘久延不疗，恐握不能挺，挺不能摄。调治法程，当峻补营血，以类风痱风门中之震木生风之恙，实同工而异曲焉。拟用当归补血汤合四物汤。

① 箧笥（qiè sì 窃四）：藏物的竹器，多指箱笼。

四六、肺闭

风痰壅肺，嗽热痰鸣，悠悠忽忽，历二十余日未获开泄，痰气愈郁愈痼，胶结于手太阴肺脏。要知肺处上焦，状若华盖，主呼吸而行五脏六腑之气。肺气膹郁，一身之气皆郁，诸窍亦郁。心窍郁则目眩神酣，肝窍郁则面青无泪，脾窍郁则肢体疲惫，肺窍郁则啼不出声，肾窍郁则二便不行。症名肺闭。《内经》所谓：“诸气膹郁，皆属于肺”。《热病篇》谓：营卫不行，五脏不通，六日当危。症之险峻，何须笔赘。既承雅召，岂敢坐视，勉拟《局方》控涎丹，涤其顽痰，拔其壅闭，药后倘得二便即行，啼声略振，再看神情色气何如。

甘遂　白芥子　大戟　生姜开水飞得半茶盅，入参罐内，夹汤炖，一炷香时去渣取汁，频频灌之。

四七、单胀

疟疾才兼旬，腰即圆，脐即突，青筋即露，膜满难鸣，诸如等症，酷如单腹膨胀。但单胀一症，乃岁月酿成之恙，何如是之速耶？从来五脏之病，肝脏最捷，以肝属东方乙木，将军之官，其性激烈，故病之来也，似风雨骤至，不可当也。诊得关脉双弦，左倍于右。要是春深木旺，肝气鸱张，脾土受克，转运机废以致耳。尝视世间万事，其进锐者，其退必速。此恙来势既锐，即以大剂泄木运脾之法，务期药随手应，庶不致竟成痼疾。

肉桂　吴萸　沉香汁　蔻仁　鸡内金　黄连　槟榔汁

香附　云苓　白芍

四八、痰膈

素豪于饮，酒醴之性最易酿痰造湿，壮年阳气富厚，痰饮随结随开，不觉其为累。兹年逾大衍，阳气潜衰，胸中大气失转旋流通之度，痰饮浊沫凝滞于贲门，即胃之上口，贲门痹窒，妨碍纳食，纳谷易梗，或噎或吐，或泛涌清涎。抱脉濡弱，久按颇涩，乃三阳气结，将成噎膈大症。调之实非易事，姑拟仲圣辛滑通阳之剂。

四九、虚疳

年甫三岁，囟门未充，此乃禀赋薄弱使然。先天不足，必藉后天饮食，灌溉得宜，亦可潜滋暗长。无如口腹不节，日以糕果鍭粮[1]为事，脾弱不胜输运，中宫酿湿造积。造积内蕴，中枢愈钝，清阳不展，四体无资，形躯瘦瘠，腹笥膨脝，乃疳门中之虚症也。调之不易，用疏补方。

五〇、虚劳

坎阴不足，坎阳偏亢，从来天地间万物皆本乎阴阳二气。阴也，阳也，须不偏不倚，斯纯正和平藉以长生。一有偏胜，即生灾害。人乃一小天地，其理亦然。尝读轩帝

---

① 糇（hóu 猴）粮：干粮。《尸子》卷下："乃遣使巡国中，求百姓宾客之无居宿、绝糇粮者赈之。"糇，原作"鍭"，据文义改。

《内经》，谓：阴虚阳亢，五心发热[①]。历经许久，奈何诊者犹以为熊罴之喜，因循怠忽，致失未雨绸缪之计。遂使身体日热一日，阴液愈热愈亏，浮阳逼肺，咳呛气逆，伤络血沸，鼻衄痰红，䐃肉渐消，肌色渐槁，太冲海涸，月事因停。诊脉左尺细濡促数，右寸芤大不静。症脉互参，由虚成损，因损成劳矣。纵有补偏救弊之方，窃恐临渴而掘井。刻届夏至大节，转瞬又值三伏。斯时也，大火炎炎，庚金受煅，以金水交亏之体，遇炎火司权之候，将何以克当耶？既承惠顾，始拟喻嘉言先生清燥救肺汤，既可育阴配阳，尤可清金保肺，试服旬日，且看何如。

五一、胸痹

昨月杪，几度病疟，间日一至，慄热停匀。夏令患此，谅是时令湿邪为累。叠经投剂，疟魔虽即退舍，湿邪迄未廓清。诊脉濡滞，舌苔白腻，膺脘不舒，欲呕不畅，病机在乎胃脘之上、胸歧之际，与胸痞、胸痹两层相仿。忆仲景先生治痞必以苦辛泄降，如泻心法；治痹必以辛滑通阳，如薤白方。兹胸次痞痹兼而有之，当采二法，合而施之。

五二、阴虚齿痛

鹅掌风、鹅爪风，属肝脾营虚，肝风内煽之咎。以爪为筋之余，内应乎肝；掌为四季之末，内应乎脾。风阳闪

---

① 阴虚阳亢五心发热：《内经》未见此文。

烁，肝血不能荣其爪，脾血不能灌其掌，斯掌色爪色为之一变也。其症已十历春秋，根深蒂固，区区汤药，未必见长，故以外治之法图之，尚可冀其差等。刻下所急者，惟龈齿之恙，尊年未四十，齿牙动摇，齿色晦，龈肉肿，二三年来动摇者，或脱而落矣。齿之坠脆，因以验肾脏之盈亏，以肾脏主骨，齿为骨之余也。然而齿之源虽发于肾，而齿之根，实根于龈也。设使胃腑热气蒸腾，亦令人齿牙剥落。《内经·骨空论》阳明胃脉，挟口绕龈，交入承浆[①]。齿之根于龈，犹树之根土，土气或槁或溽，所树之根亦随之而出，土之荣枯，显然易见。按脉尺部濡弱，关部虚大，左关则近乎搏。论医理，参脉理，阁下之赋体，肾阴不充，肾阳有余，阳有余便是火，火迫阳明胃腑，斯蕴而生内热也。忆古景岳先生所列八阵方，垂有玉女煎一方，其注疏云：治少阴不足，阳明有余诸症。理奥法精，足称尽善，谨遵录之。

外治方先以千年健一两，煎浓汤洗；再以鹅油数两和飞面拌匀，置绢袋内搓擦之。

五三、湿温

时际五月，六画之阳蒸升于地，地中晦湿之气，亦随阳气上升，人在气交之中，感受其邪，名曰湿邪。湿郁化热，名曰湿温。报恙已历九日，身热不肯离体，汗出不能

---

① 阳明胃脉……交入承浆：语出《素问·经脉》，非《素问·骨空论》。

彻，邪尚无腾达。蕴热三焦，脘满烦冤，神酣谵语，上焦膈肺证也；口干胃钝，谢谷不纳，中焦胃腑证也；大便七日不更衣，小溲短涩，下焦肠腑证也。齿枯唇燥，舌绛苔糙，按脉涩数，颇乏冲和。邪威甚炽，尚愁增剧，急以轻宣透泄之剂，务须膺脘之间，发出水晶白疹，邪始克宣，然须在二候以后耳。

五四、湿温

现届巳月①，六阳尽浮于地，地中晦湿之气随阳气而升，湿与阳气互结，所以每交夏仲六合之间，必晦蒸湿润。人在气交之中，感受其邪，即是湿邪；湿郁化热，名曰湿温。湿温一症，其病气从口鼻吸入，口气通于胃，鼻气通于肺。故其始也，邪必踞乎肺胃气外，或喉介咳呛，或废纳呕吐；其继也，必寒热如疟。据述此症是月之二十三日，由喉介咳呛，泛泛呕恶而起，旋即邪走膜原，懔热浑浑，复不能成疟；嗣后身发丹疹，又不能畅达内蕴之邪。不获从膜原疟疹而泄，无形热气煅炼有形痰浊，传入手厥阴心包络中。包络蒙蔽，虚灵昏昧，由渐神昏狂舞，呓语喃喃。昨今来，两目时时上窜，两手振振撮空，足厥阴肝风跃跃欲肆矣。倘忽肝风大震，就有痉闭外脱之厄，危险之至。现舌苔微黄，根苔灰腻，诊脉左三部弦数，右三部涩滞。脉情如此，显然阳症而见阴脉。鄙人阅历以来，每每见证掣肘，既承雅召，敢不竭诚。姑拟辛凉泄

① 巳月：农历四月。

热，芳香宣窍，复入镇熄肝风一法。

犀角　豆豉　竹茹　郁金　杏仁　牛黄丸　芦根　决明　竺黄　山栀　菖蒲　钩钩　凉膈散

五五、暑风发痉

两龄娇稚，阴阳本弱。今年天令酷热，阴不胜阳，触受无形暑热，内袭上焦肺膈之间，头颈疡疖，五心燔热，历日已久。近日复感秋令凉风，郁于皮腠，蒸于肺脏，肺气不肃，所以自昨宵身体热势倍炽，小有咳呛，热极肝胆风阳内震。至今巳刻，忽手臂搐搦，两目上窜，颈项反张，惊象毕呈。视虎口指纹不杂，谅非惊唬之惊，乃幼科热极风生，暑风发痉之候。视舌地色绛，苔罩薄糙，乃无形之邪伤其气分。调治之法，当宗聂氏轻清宣上一例，更以息风之品参之。诊脉弦劲，古云“疟脉自弦”。倘得邪与正气分争转疟，理亦有诸。

滑石　钩藤　枣仁　川连　薄荷　竹茹　青黛　翘壳　羚羊　栀皮　郁金　藿露若无汗可加香薷四分

五六、正虚邪留

夏间病之，秋深未复，形躯瘦痹，步趋维艰。昨月杪，邻家失火，祝融[1]赫赫，惊怖先受于前，继则终宵兀坐，新寒复感以后。月之初二，形寒鼓慄，渐则身体壮热，显属寒郁化热。数日来，汗泄溱溱，肤腠热势渐渐和

[1] 祝融：火神，后世多用作火的代名词。

缓。外来之风邪似可从汗而解，内郁之热气毕竟未能清化，挟惊恐之肝阳，与素蕴之痰浊，熏蒸于肺胃膈络之间，肺气不肃，咳痰欠爽，膈中不清，神酣呓语，胃腑混浊，杳不思纳，肝络不舒，膺胁掣痛，神气颓然，面色皖白。诊脉两尺均细软，不任寻按，左关弦短，右部寸关虚滑数大。舌底色绛，白点满罩如洒雪，延及上下龈唇，此非舌苔，乃雪口也。由老年阴涸气弱，虚阳载痰浊、湿热蒸腾之故。体虚挟邪，调剂非易，拟以承津泄热，清气化痰，佐之以通络，使之以宁神，复为偶方。药后务期神识渐霁，胃机渐苏，庶有转危为安之望。

犀角　马牙硝　月石　孩儿茶　濂珠　人中白　冰片

上药研匀，频擦口内

服方：参须　花粉　旋覆　竹茹　竺黄　茯神　谷芽　霍斛　橘红　翘心　天冬　枣仁　新绛　青葱

五七、阴虚晚发

雅喜品箫，肾真阴气早虚于未病之先。昨月二十七，忽形寒身热，继后或如正疟，或如瘅疟，或竟纯热，缠绵辗转，迄今未开解。此等症候，交秋以来，鄙人亦常常见之，良是炎暑内伏。夏令毛窍疏泄，不觉其为病，秋仲天气收束，玄府致密，内伏之邪不能遁匿，病斯发矣。即《己任篇》所称晚发感症是也。当伏邪乍离膜原，寒热如疟之际，治以柴胡开解之门，何尝背谬。奈体质素薄，不胜运邪之任，所以药自药而病自病，抱恙至今屈指已十九天矣。以阴虚癯瘦之人，受如许蒸逼，阳津阴液，焉得不为消烁耶？舌绛不泽，唇色枯，齿色槁，皆属阴虚彰明之症。脉弦劲，左关近乎滑大。胃机钝极，大便阻塞。症脉合参，阴气固虚，邪气毕竟未获腾达，蕴伏手足阳明。阳明为病，在伤寒古有下夺之训，在伏邪断无急下之理。左右维图，必得蕴伏之邪从上焦气分寻源而出，膺腹胁肋倘能发出水晶白疹，方是向安之机。兹抚胸膈之间，磊磊碍指，白疹之机已略一斑矣。当乘其势透泄之，更以承津泄热之品复之。

五八、暑邪寒郁

炎暑内伏，秋寒外束，暑欲出而寒郁之，寒欲出而暑拒之，分争进退，慄热浑浑，既不成疟，复不得汗，邪无宣泄，蕴匿于三焦。上焦不旷，脘闷如格；中焦混浊，纳懈欲呕；下焦热结，溲浊短赤。诊脉数大，右部搏指，舌底近赭，苔罩浮白，当从三焦气分辛凉宣透。大约此症，须得膺腹白疹布发，方是出路。

五九、阴虚肺热

三投开提肺气、洗剔胶痰之剂，隔肺旷而神识慧，有时稍能言语，痰浊开而声音出，啼哭逐渐畅达，此两端足征峰回路转，渐入坦途，可喜之至。而闻呛声尤觉窒塞，闻哭声尚欠嘹亮，手太阴肺金究受热邪蒸煆。视观物理，金实则不鸣，金为火煆，亦不鸣。必得金空而清，斯鼓之铿铿有声也。视舌尖糜腐，手太阴心经亦有蕴热，以舌为心之苗也。大便颇烫，其色深黄，手太阴阳明亦未尝无热，以肺与大肠相表里也。三龄娇稚，阴气素虚，兹被热灼，缠绕肺脏，阴液得无消烁？唇丹燥槁，脉情小数，皆属于阴伤明验。阴虚而肺热未肃者，西昌喻氏法最善，当宗其意，仍合《千金方》参之。

六〇、血癥

肝气不调，肝营亦滞。滞者，不通之谓。肝血不通，首先仅仅居经，居经数月，少腹结块，日积月累，其块渐大，时或攻冲，状若覆盆，此妇科癥瘕症也。但癥瘕一症，最须体察清楚，调治亦可取效。丹溪先生谓：瘕者，假也。假气成形移动，聚散无常，乃气病，其根浅，其治易。癥者，真也，是有形凝瘀内结，盘定而有常，乃血病，其根深，其治难。今以病之始末形状谛讲之，是血癥也。煎剂难求速效，拟以丸剂缓图。

归尾二两　苏木三两　瓦楞子八两　红花二两　五灵脂五钱　三白片捣药，丸如梧桐子大，每日服四钱，以黄酒送吞

六一、十七朝痘

喜痘十七朝，而两投大剂补攻，肘臂腿臁皆发潦浆之泡，都流恶臭之滋，神随慧而纳增，确是向安之兆，惜救之太晚，尚难预报好音。倘水干而泡缩，欲化而复停，恐其再临险关。慎之！慎之！刻下所冀生机者，惟堆沙发臭两层，药后仅得臭，未见堆沙，总非全璧。忆古书论发臭堆沙痘症，皆主温补气血，藉气血以驾驭蕴毒，毒由外泄，不致内溃之义。前法既入彀中，仍当恪守旧章，挨过

十八险关，再商后法。

党参　鹿角　甲片　生地　全蝎　川芎　炙草　绵芪　麦冬　蜈蚣　当归　鲜角刺　戊腹粮[①]　糯米

六二、痘

喜痘八朝，头面行浆，四肢不起，翁仲仁[②]先生云：见之切莫慌张，肢体根红，浆色渐行，但请放心。浆贯于外，津涸于内，引水自济烦渴，饮愈多而小溲愈勤，水愈利而阴愈伤，肠胃干涩，大便至圊不爽，腑气不宣，腹笥作痛。通套治法，仍不离保元范围，而药味辛，归性热，黄芪补气，恐更劫其阴。兹易甘平，如仲圣甘草汤法，冀其阴气得复，烦渴自解，肠中滋润，燥矢自下，腑气通畅，其痛自除，津液充长，其浆自贯。古贤亦有养浆一法，非臆断也。

六三、痘

喜痘十朝，浆未充行，忽然收靥，古名倒靥[③]。昨晚曾烦渴，其象极为危险，勉拟大剂攻托，冀其浆水淋漓，

---

① 戊腹粮：狗屎中米，名戊腹粮，又名白龙砂，主噎膈风病，及痘疮，用此催浆为最，取其性温热也。

② 翁仲仁：明代医家。字嘉德。信州（今江西上饶）人。擅医痘疹，曾撰《痘疹金镜录》（又作《痘疹全婴金镜录》《幼科痘疹金镜录》）三卷（1519年）。

③ 倒靥：病证名。指痘疮不能结痂。《证治准绳·幼科》：“痘疮遍身溃烂，不结痂者，倒靥也。”靥，本义指笑时嘴的两边形成的小圆窝，即酒窝。

毒或开解，但痘窠已瘪涸不荣，气血不司流运，未必应手。十四、十六是险关，恐难扶持。

黄芪　甘草　当归　犀角　苏木　甲片　戌腹粮　党参　生地　坎炁　全蝎　川芎　糯米

二诊：

喜痘十一朝，昨投攻托大剂，今诊别无善状，惟四肢形色略润，额颅间欲裂水，气血似渐运动矣。大凡痘子一症，以十二朝为常度，今已逾十朝，浆水不充行，其症之险要不可言喻。既承台诊，始拟古方鲜鳞攻毒汤，复保元、托气之间，希冀气血仍得领载之权。即发臭裂，补空还浆，诸自危向安之症，亦无往而非藉身中气血运化者。

照原方，加鸡头、蟮头、笋头，减戌腹粮。

三诊：

喜痘十二朝，视颧额虽已收靥，天庭方广部位略增浆水，手足涸瘪颗粒大半转为水泡，此自无而有，已步妙境。但痘自毒气，必从浆化，区区水泡焉能结痂化毒，所谓十四、十六险关者，为此也。轩岐以四肢属脾，兹拟古方归脾汤加减，冀其脾脏营气一振，四肢或能煅炼成脓，亦情理中事。

党参　当归　甘草　羚羊角　枣仁　龙眼肉　黄芪　生地　甲片　防风　木香

四诊：

喜痘十三朝，昨进归脾汤法，头颅增浆，四肢全满，惜乎是水非浆，难藉化毒。欲化其毒，必得水泡变为脓泡，渐渐收痂，方是全胜。昨法既已获效，无须朝更暮改，仍宗前议。

六四、痘

喜痘十五朝，头面半浆回痂，肢体水泡发臭，流水淋漓满席，披肩症、捧齾症、空壳症得此可谓绝去逢生矣。无奈龄余弱稚，体元娇薄，以有限之精神，供无穷之泄漏，阴气伤残，中途防变，挨过二十朝，一路顺帆，方是全璧。拟用润津化毒法。

西洋参　地骨　广皮　生地　连翘　麦冬　甘草　豆衣　金斛　桃夹

六五、痘

喜痘十五朝，清浆收靥，里毒不化，熏肺胃咳呛声嘶，蒸心为舌腐口糜，热灼肺胃，斯便溏胃倒也。脉象动数，身热燎人，毒火炽盛，必致热伤肠胃而后已，真无计可施也。

党参　云苓　广皮　人中黄　地骨皮　子芩　豆衣　米仁　川连　银花　川贝　白术　芽谷　竹叶

六六、痘后

喜痘十七朝，诸恙向安，余毒未清，似宜解毒。而解毒方药非寒劣即沉降，稚芽肠胃薄弱，岂堪日就药炉，将生之气遏倒？拙见竟请暂停药饵二三日，使胃中清纯之气稍醒，再拟解毒未迟。姑拟古方生脉散，时与代茶，既可承已涸之阴，亦能收耗散之气。寒暄饮食，切宜加意留神，以杜更张，是所至嘱。

六七、痘

喜痘十二朝，浆清如薄水，忽然收靥，古名倒靥。视遍体痂色紫黯干板，虽有攻法，无益也。烦叫呼嚎，无片刻之宁，便泄小溲欠利，身热如焚，一团毒火尽陷乎里，恐难挽救。

川连　银花　白术　米仁　人参　竹叶　黄芩　苏木　人中黄　广皮　茯苓　绿豆衣

六八、痘

喜痘四朝，点已齐透，款亦毕露，头面捧颧橘脸，云掩天庭①，四肢密若针头，不分地界，前则悬镜，后则攒背，诸款得一，即能殒命，况一身数任乎！决难收功。舌腻绝纳，地道通而复合，根窠不立，脚立俱无。总之赋毒与时毒交炽，气血为之羁绊，不胜驾驭。难望起胀，焉得成浆，十朝险期，恐难得度。奈何！奈何！既承谆谆见托，勉拟以邀天寿耳。

人中黄　生地　犀角　丹皮　赤芍　牛蒡　角刺　石膏　生军　红花　归尾　青皮　川连　蜂房

六九、痘

喜痘跨三朝，虽未能齐透，视天庭、地角以及两脸两

① 云掩天庭：痘疹的一种证候，面半以上稠密灰滞，而面半以下匀明绽泽者，为险症，难治。

颧，色如云锦，将来必有云掩天庭、捧颧橘脸各款。壮热燎人，脘闷如堵，舌黄腻，脉促数，地道三日不通，胃机钝极，毒火甚烈，十一朝险关。

犀角　牛蒡　蝉衣　郁金　楂肉　木通　生军　笋尖　羚羊　连翘　荆芥　防风　枳壳　丹皮　地龙　芦根

七〇、痘

喜痘十朝，毒盛，元虚不能领载，竟酿成空壳。兼有囊球款样，㕮喉岚哑，肿腿眼开，生理难矣。奈何！既蒙雅台，勉拟昔贤蒸鸡汁一方，以尽人事耳。

雄鸡一只，宰后去毛，扒去肚什，不宜见水，纳入后药：黄芪一两，党参一两，全蝎十二只，角刺一两。

七一、痘

喜痘四朝，禀元甚薄，赋毒枭烈，布点密于上部，颧脸色若涂朱，根窠不立，脚也俱无，此名橘脸捧颧，断难起胀。背部色紫且暗，足跗紫瘢，咳呛气急，粒谷不进，毒火壅于脾肺胃三经，熇然莫御，兼以诸恶毕集，难望人生之理。

犀角　紫草　芦根　石膏　角刺　瓜蒌　生地　赤芍　连翘　杏仁　地丁　川连　丹皮　人中黄　大力子　郁金　银花　地龙　蜂房

七二、肝厥

少年夙有心悸眩厥之恙，每遇烦劳嗔怒，势必举发，其为心虚肝旺也必矣。以心营失涵而跳跃，肾水不充，致肝阳易动耳。兹者遽罹崩城之戚，肺布叶举，肝木肆横，肝胆风火挟痰浊一齐上冒，始则眩晕如坐舟车中，继则晕厥不知人事，此名肝厥症也。论体质，固宜壮水以涵木，养心以熄风，而诊脉弦滑，舌极腻，温温液液，泛泛欲呕，神昏目瞑，肝气痰浊，究蒙混乎心之下，膈之上，腻药未可骤进。姑拟用古方温胆汤，复旋代[①]，入重药以镇怯，乃治标之法，候厥回神醒，再理其本可耳。

七三、热泄

阳明胃火偏旺，月前口糜龈腐，缠绵久久，继后复吸暑邪，扰乱中宫，而为泄泻，身体灼热无汗，大渴引饮，间欲呕吐。脉象浮滑搏数，舌苔白光起刺。见症都属阳邪暑气为患，虽挟湿而灼热最能烁阴，下多亦主伤阴，热泄流连多日，身中津液大为劫夺，此时暑邪已从燥化矣。香砂曲朴固属治泄通套，然而性燥劫阴，权当避忌。兹易以甘寒之剂调之，如竹叶石膏汤合人参白虎意，清暑亦能救阴。《内经》谓 “暴注下迫，皆属于火”，非臆撰也。

---

① 旋代：指旋覆代赭汤。

七四、湿蕴肺胃

昨月半浣，身体忽蒸蒸发热，咳呛膺脘不舒。大凡病之骤然而至者，定由六气所感，万无一病骤虚之理。斯时之身热咳呛，良由感受湿温时令之邪，郁蒸化热耳。叠经调剂，巨邪潜逊，身热因退，咳呛因瘥。刻下惟形躯懒倦，不堪起坐，自汗盗汗，滂沱若雨，神倦汗霖，得之热病之余，竟指为气阴两虚，其谁曰不然？挹脉左右六部各五十至，左三部脉情都近乎濡弱，而右部寸关脉滑且数。《脉诀》有云：滑为湿胜，数为蕴热。右寸之脉内应肺脏，右关之脉内应脾胃，即以脉理讲求其病理，要是病后湿热不攘，逗留肺与阳明之疾。脘膜微咳，乃上焦肺气不肃彰明之症；胃劣纳懈，乃中焦胃腑不清显然之验。汗泄之溱溱不绝，当引仲圣《阳明病篇》自汗属阳明一例比例相看。形体之软倦乏力，当从湿热内蕴，脾运不展一层类推讲解。试观天地间万物，遇燥则刚，遇湿则软，天燥则础干，天雨则础湿。此症之躯软汗润者，即此理也。调治之道，务须先涤饮邪，万弗漫投滋补，致氤氲湿热勾留不去也。至嘱。

兰草　川朴　杏仁　谷芽　云苓　金斛　藿香　橘皮　米仁　竹茹

七五、霍乱

吸受秽浊不正之气，内袭中宫脾胃，中枢混淆，脾不司运，胃不司纳，翻腾掀播，上为暴吐，下为暴注，脘痞如格，腹痛若锥，此即方书所称霍乱症也。挹疾之际，吐泻之势虽逊于午前，而脉象殊弦，右关搏劲，傍晚曾吐大蛔一尾，即以脉理、吐蛔两端互考，其厥阴肝木之威，潜势猖獗。要之弦为肝脉，而见于右关者，显属脾土为肝木所克耳。仲圣以吐蛔一症，偏入厥阴条内，下注有"下之利不止者，亦有危殆"字样，岂可与寻常吐泻症名之哉？

干姜　黄芩　藿香　花椒　乌梅　木香　玉枢丹　半夏　橘皮　焦曲　川连　云苓　姜竹茹

七六、湿疡

癣疥之疾，虽藉丹药一扫而光，湿热毒气乘势下趋而匿，足趾湿腐，腿臁糜腐。湿注经隧，营络气滞，右髀结核，大如弹丸，色小焮绛，不甚疼痛，谅非鱼口便毒[1]一途。调治之法，宜清解驱湿，然不若外治奇方为灵验也。

萆薢　银花　广皮　川柏　米仁　白鲜皮　防己　土茯苓　丹皮　蚕沙

外治方：白凤仙花　开口椒　明矾　川柏　皮硝　泔浸苍术　千年健煎汤频洗

七七、蛇皮风

风邪湿毒互袭于营卫分肉之间，营气不从，逆于肉里，首发灌脓，疮疥绵延久久，肘、臂、腿、臁渐起鳞

---

① 鱼口便毒：外科病症，出《外科正宗·鱼口便毒论》："夫鱼便者，左为鱼口，右为便毒。总皆精血交错，生于两胯合缝之间结肿是也。"

介，此蛇皮风也。治宜驱风逐湿，并须外求扑抹。

蛇蜕　五加皮　荆芥　当归　丹皮　白鲜皮　广皮　独活　茯苓皮　蚕沙

外治方：儿茶　蛇蜕　冰片　槟榔　滑石共研粉，入绢袋内，时时扑擦

七八、脐漏

擦伤脐门，先由沥滋，继则沥血，此幼科七十二症之中脐漏症也。只有外治，无须服药。

胭脂炭　红呢炭　滑石粉　枯矾　海螵蛸各等分为末，频擦掺之

七九、乳疳

头维不固，额颅虚大，此属先天禀赋不足；腹笥膨胀，四肢瘠瘦，此属后天调护失宜。症名乳疳，半因肾脏根蒂虚馁，半因脾脏水谷积湿。补肾无速效，且有碍于脾，健脾效较捷，当径从疳门措法。拟用钱氏消疳方，务使中宫积湿渐消，则日进水谷精华，清者自升，浊者自降，营卫得生生之气，四肢百骸即可潜滋暗长也。古云“见瘦莫治瘦”，厥有旨哉！

八〇、石水

向嗜肉食，肉性腻而浊，最易酿痰造饮。痰饮胶痹于厥阴肝络，络道不宣，络外汁沫与络中痰饮互相团聚腹左，旁延及少腹，积成痃癖。推之不移，按之不痛，其坚

如石，绵延四历春秋，其癖块渐逾脐右。忆古积篇有肥气、息贲、痞积、奔豚、伏梁，凡五等而各有部位，各有病状。此症病情部位，迥异乎五积，岂可强名漫指。尝读《内经病形篇》，五积[①]之外，更有石瘕、石水二条[②]。石水、石瘕之为证，推之按之亦不动移，其坚其硬亦如乎石，与尊恙病情部位酷然相肖，故鄙人决以石水名之，拟用三棱蓬术方。缘近年以来，右躯频时掣痛，手太阴肺络之间亦未尝舒展，因以旋覆花汤参之。

八一、暑邪郁肺

暑风发疹，疹迹不透，仅隐曜于肤腠之里，阳邪无由开泄，内匿手太阴肺脏。要知肺处上焦，主行一身之气，肺气郁则诸气皆郁，以致目窜无泪，鼻窍无涕，玄府熇热无汗，身体灼热，懊憹烦扰，咳呛不畅，气逆痰鸣。揾脉涩数，颇不流利。诸如等症，都属肺气膹郁之象。郁者宣之，治宜大开大泄，拟用古方麻杏石甘汤复千金苇茎汤，径启上焦肺郁。药后务期遍体得溱溱之汗，躯廓现喷红之疹，则郁邪得畅，庶无喘变厥幻矣。

八二、阴虚注夏

水亏体质，时际炎夏，水不胜火，五心时热，形躯日瘦，纳食日懈，消渴耽饮，脉虚动数，此属阴虚注夏，原

① 五积：见于《难经·五十六难》，非《灵枢·邪气脏腑病形》。

② 石瘕石水二条：见于《素问·水胀》，非《灵枢·邪气脏腑病形》。

非六气所感，实为天所困。治宜承津泄热，须待秋高气爽、白露霖霖之后，方是退病之期。

八三、水肿

内蓄水饮湿气，外受八风虚邪，风邪与水湿相搏。去冬由目窠微肿，渐及膺腹，漫延四肢，咳呛气逆，囊若晶球，此即《内经》所载肿胀门中之风水肤肿症也。绵延半载之久，头面四肢肿势渐瘪，气逆喘咳之势亦渐缓，谁不曰病气渐瘥矣？兹抚腹笥膨脝，腰已圆，背已平，脐门已凸，青筋漫绊。细考诸饮病情，乃病进而非病退也。上焦手太阴肺脏风水之邪，传入中宫足太阴脾脏，由风水变为单胀症也。谚云风劳臌膈四大症，调治之难，笔无须赘。此症之来路，自肺经风水而起，刻下咳呛不已，肺家之恙，依然未退。此症之传变，腹满便泄，溲溺短赤，脾家湿热氤氲内结矣。抱脉左濡，右寸关近乎滑，与脾肺交病之症颇相合符。拟用《金匮》越婢汤法，以宣泄肺经风邪水饮，参入平胃、五苓方，以分消脾经积湿，更以丸剂为之佐使。似是措法，病之源头，病之传变，自必囊括无余。然病势已属棘手，恐难期必效。奈何！

复诊：

叠从内外分消，风淫水湿渐消点散，肿势亦得渐瘳，胀势因获尽瘪，病随药释，可喜之至。无如童年先天禀赋极薄，兹为病魔所困，中宫脾土大受摧残，从来五行生克中土馁木必来侮。两日以来，腹笥疠痛阵作，旋辄胃劣懈纳，泛泛欲吐。细揣诸症病情，良由厥阴蛔气乘犯阳明胃腑也。揾脉双关弦滑，适符其症。

调治之法，当遵长沙太守苦酸范围。缘嗽痰不已，肺家痰饮未彻，故以小青龙汤为之副使。鄙意尝阅历以来，无论男妇幼稚，久病大病之后，总以胃气为本，纳谷为昌。刻下病去而胃气未复，总非全璧，尚难概报平安耳。

三诊：

童年天一之精未至，谓之纯阳者，指阴气未充而言。所以稚科无论内因、外因、不内外因，诸症之后必归之于阴分偏虚。阴虚则阳旺，虚阳蒸灼于内，致生内热，形躯瘠瘦，五心时热，似宜峻补其阴，以配其阳，而揾脉细数动于沉。按《脉诀》以沉微在里，数为有热，动脉之现于沉候者，近乎骨蒸一途。忆古治《内经》诸症以清骨散一方为主，非重于滋填呆补也。况病后胃关未醒，纳谷式微，滋呆滋腻之补有碍乎胃，不可骤进。为今之计，且把髓中之热清泄，一清使阳明胃气豁然而展，务使热退谷增，彼时再拟填补，亦未为晚。拟用古方清骨散，参入酸甘化阴涵胃之品。请服旬日，试看热蒸餐饮何如耳。

八四、外感暑内伤食

脉象气口人迎交滑，《脉诀》以左人迎应外感，右气口应内伤。左右脉象皆滑，显属外受湿邪，内停食滞。两因之符，暑与食互袭中宫，中枢失司，转运失其常度，遂令大便暴注水泻，小便不甚畅利，身体忽热忽凉，舌苔微黄腻浊。调治之法，不越清暑导滞，以和中宫。但稚科诊病之法，既有方药，更有秘要，婴年夏月暴泻之症，务须暂禁乳汁糊饮，投剂自可捷效。否则多饮多泻，每贻慢脾惊幻。至嘱！拟用古方香薷饮，复保和汤出入。

八五、病后阴虚

剧病之后，脉情细数。细为阴虚，数为蕴热。调治法程，不越乎滋清范围。至于右颔肿硬，口不能张，询知毫无痛痒，皮毛不变，得之牙疳溃槽之后，良由老脓结成，踞于颊车穴耳，乃骨髓疽一途。当仿名手疡科先生图之，自可完善。

八六、阴虚阳焰

八旬大寿，虽脉实形苍，下元肾真未有不渐就其衰。《内经》谓："阴在内，阳之守也。[①]"肾阴一虚，坎宫龙火不获潜守，浮焰于上，致有鼻衄目晕，耳窍蝉鸣，诸恙齐至矣。即夜不安寐，亦当责诸离不交坎，水火未济也。议以丸剂缓图之。

三才、六味，合二至，加牡、芍、菊、枣。

八七、三阴痎疟

三阴痎疟一症，务须确究三经，按经措法，方可弋获。孰谓痎疟无良方耶？挹脉关滑，视色浮黄，抚腹笥膨脝，左胁结痞，大若茗杯。《内经病能篇》：诸湿肿满，皆属于脾。《五积篇》谓：肝之积，名曰肥气，踞于左胁下。遵圣经以

① 阴在内阳之守也：语见《素问·阴阳应象大论》。

考证，症属肝脾湿疟。肝为厥阴，脾为太阴，此三阴中两阴皆有疵也。拟用古方清脾饮，以清泄太阴脾脏；复三甲散，以洗剔厥阴肝络。如是立法或不致盲猜瞎评也。

八八、类中

年届古稀，精神尚健，自堪杖履而行。昨日偶触怒气，遂觉足浮头晕，继而神气躁扰，左躯不用，此类中风症，又名痱中症也。古云中风者，非外感之风，由五志过热，火动卒中。究其底蕴，总因肾水下虚，肝木失涵，肝胆风阳本跃跃欲肆，劳心触怒，肝风挟痰气，突然上冲，此厥中之所由来也。今诊面色浮亮，虚阳尚未潜藏；唇牵偏左，肝风尚未熄焰；神识欠清，痰气尚未平挫。视舌本近赭，舌苔白腻。诸症互参，病根因由下焦肝肾之虚，刻下心包虚灵之地，犹为痰浊阻痹。纯乎填补，有碍痰浊，纯乎开泄，有妨真气，用药之间，颇属掣肘。拙拟古方十味温胆汤，去草、远志之守涩，加蛎、菊以镇熄，再复菖蒲一味以开空窍，用作饮子煎法，既以浊药清投，又是补泻兼施，乃本虚标实调理之法。诊得脉象两尺部虚弦，重按软弱，四部俱动滑，如抚鼓皮之上，乃革脉也。中风见此，三日内须愁转重。药用河水一碗，五六分，急火煎十余沸，即倾出温服。

八九、阴虚风温

风温重感，郁蒸病热，汗泄沾衣，热仍不解。要知温邪病在焦腑，不从表解也。调治之法，须确究其病气，居于何脏何腑，投剂或冀见长。据述身热忽盛忽瘥，盛则烦冤大渴，瘥则神气仍和，此名潮热。潮热一症，仲圣《伤寒》书归入阳明条例，即绝谷不纳者，亦属胃腑热燥何疑。咳呛少痰，闻呛声颇干涩，手太阴肺病明证也。凭所现诸症，似当径从肺胃两经宣泄，无如体质素来阴分不足，病扰多日，肺胃阴津更受壮火所劫。舌本鲜绛，中心一块红光如镜，诊脉虚数，两尺尤细。即以一舌色、一脉情窥其底里，阴虚两字彰明显着矣。阴虚宜滋，温热宜清，拟用喻氏清燥救肺汤。

九〇、暑泄伤阴

暑热伤中，传化失度，暴泄如注，绵延多日。叠进清暑和胃，泄虽较溏，而暑热阳邪究未清澈，以致热不离体，烦渴喜饮。诊脉虚弦，舌色花绛。此热也，此渴也，不可作纯实症治，以热久既主伤阴，泄多亦主伤阴，阴虚则身热不解，阴涸故引水自济。阴虚挟热之候，当调以甘凉，津回热退，消渴止而便亦实矣。

九一、痢多伤阴

痢必带粪，痢有止息之机；稍欲素食，胃有醒豁之意。而婴年天一之水未充，谓之纯阳，兹为身热肠澼，纠缠匝月有余，脏阴更受消烁，身中之阳更盛。五心灼热也，额汗溱溱也，尺脉细数也，舌色红光也，皆属虚阳熯逼为累。调治之法，当毓阴以配阳，阴平阳秘，诸恙自瘳。据述每届更衣，犹圊圊努胀，其回肠曲屈之区尚有遗积勾留，气机阻塞，苦辛通泄之品又不可撤。拟用炙甘草汤，去姜、桂，甘缓以滋既伤之阴，复以香连丸荡涤其肠中邪秽，乃轩帝奇方偶方之例。细体其症，病气已瘥十之六七，以后自能慎寒暄，禁甜腻，再调以药饵，即可占勿药之喜矣。

九二、瘄[①]劳

体质素属阴虚，仲夏感受温邪发瘄。瘄为阳邪，最易伤阴，加以瘄后失于调理，手太阴肺脏余邪剩热勾留不澈，金失清肃。数日以来，咳呛不已，闻声频干涩，痰中曾带红，诊脉细数如丝，有肺肾阴伤损怯之虞。拟以喻氏法，请服十剂，务须弗间乃妙。

九三、湿热

湿邪自里而发，首先寒热如疟，继后纯热不凉，脘闷烦宪，不纳不便。脉左弦，右寸关滑大且数，病在脾胃气分。视遍躯丹疹隐曜，亦属邪之出路，当乘其势而宣透之。舌苔黄腻，舌根尤厚浊，中焦兼挟滞内结，以导法佐之。

九四、湿疝

口腹不节，中宫酿造水谷积湿，脾运窒碍，腹满由来已非一日。绵延经久，中焦湿热注及下焦肝络，少腹渐

① 瘄（cù 醋）：疹子。

肿，睾丸下坠，时欲攻缩，此湿疝也。治以疏运，佐以通络。

九五、痢久伤阴

暑湿热三气内蕴，始由注泄，继转痢疾，绵延月余。邪未尽化，阴气大受劫夺，形躯渐瘦，脉渐细数，而澼痢尚有二三十次之多，色如败酱，或下鲜红，身热蒸蒸，胃纳式微。诸如此等症，皆属痢家忌款，调之不易。拟用《金匮》麦门冬汤合仲圣白头翁汤出入，正邪兼治之法。

九六、疟疝[1]

① 疟疝：此医案有名无内容。

总书目

医经

内经博议

内经精要

医经津渡

灵枢提要

素问提要

素灵微蕴

难经直解

内经评文灵枢

内经评文素问

内经素问校证

灵素节要浅注

素问灵枢类纂约注

清儒《内经》校记五种

勿听子俗解八十一难经

黄帝内经素问详注直讲全集

基础理论

运气商

运气易览

医学寻源

医学阶梯

医学辨正

病机纂要

脏腑性鉴

校注病机赋

内经运气病释

松菊堂医学溯源

脏腑证治图说人镜经

脏腑图书症治要言合璧

伤寒金匮

伤寒大白

伤寒分经

伤寒正宗

伤寒寻源

伤寒折衷

伤寒经注

伤寒指归

伤寒指掌

伤寒选录

伤寒绪论

伤寒源流

伤寒撮要

伤寒缵论

医宗承启

伤寒正医录

伤寒全生集

伤寒论证辨

伤寒论纲目

伤寒论直解

伤寒论类方

伤寒论特解
伤寒论集注（徐赤）
伤寒论集注（熊寿试）
伤寒微旨论
伤寒溯源集
伤寒启蒙集稿
伤寒尚论辨似
伤寒兼证析义
张卿子伤寒论
金匮要略正义
金匮要略直解
高注金匮要略
伤寒论大方图解
伤寒论辨证广注
伤寒活人指掌图
张仲景金匮要略
伤寒六书纂要辨疑
伤寒六经辨证治法
伤寒类书活人总括
订正仲景伤寒论释义
张仲景伤寒原文点精
伤寒活人指掌补注辨疑

诊　　法

脉微
玉函经
外诊法
舌鉴辨正
医学辑要
脉义简摩
脉诀汇辨
脉经直指
脉理正义
脉理存真
脉理宗经
脉镜须知
察病指南
崔真人脉诀
四诊脉鉴大全
删注脉诀规正
图注脉诀辨真
脉诀刊误集解
重订诊家直诀
人元脉影归指图说
脉诀指掌病式图说
脉学注释汇参证治

针灸推拿

针灸全生
针灸逢源
备急灸法
神灸经纶
推拿广意
传悟灵济录
小儿推拿秘诀
太乙神针心法
针灸素难要旨
杨敬斋针灸全书

本　　草

药鉴
药镜
本草汇
本草便
法古录
食品集
上医本草
山居本草
长沙药解
本经经释
本经疏证
本草分经
本草正义
本草汇笺
本草汇纂
本草发明
本草发挥
本草约言
本草求原
本草明览
本草详节
本草洞诠
本草真诠
本草通玄
本草集要
本草辑要
本草纂要
识病捷法
药性纂要
药品化义
药理近考
食物本草
见心斋药录
分类草药性
本经序疏要
本经续疏证
本草经解要
青囊药性赋
分部本草妙用
本草二十四品
本草经疏辑要
本草乘雅半偈
生草药性备要
芷园臆草题药
新刻食鉴本草
类经证治本草
神农本草经赞
神农本经会通
神农本经校注
药性分类主治
艺林汇考饮食篇
本草纲目易知录
汤液本草经雅正
新刊药性要略大全
淑景堂改订注释寒热温平药性赋

方　　书

医便

卫生编
袖珍方
仁术便览
古方汇精
圣济总录
众妙仙方
李氏医鉴
医方丛话
医方约说
医方便览
乾坤生意
悬袖便方
救急易方
程氏释方
集古良方
摄生总论
辨症良方
活人心法（朱权）
卫生家宝方
寿世简便集
医方大成论
医方考绳愆
鸡峰普济方
饲鹤亭集方
临症经验方
思济堂方书
济世碎金方
揣摩有得集
亟斋急应奇方
乾坤生意秘韫
简易普济良方
内外验方秘传
名方类证医书大全
新编南北经验医方大成

临证综合

医级
医悟
丹台玉案
玉机辨症
古今医诗
本草权度
弄丸心法
医林绳墨
医学碎金
医学粹精
医宗备要
医宗宝镜
医宗撮精
医经小学
医垒元戎
医家四要
证治要义
松厓医径
扁鹊心书
素仙简要
慎斋遗书
折肱漫录
丹溪心法附余

方氏脉症正宗

世医通变要法

医林绳墨大全

医林纂要探源

普济内外全书

医方一盘珠全集

医林口谱六法秘书

温　病

伤暑论

温证指归

瘟疫发源

医寄伏阴论

温热论笺正

温热病指南集

寒瘟条辨摘要

内　科

医镜

内科摘录

证因通考

解围元薮

燥气总论

医法征验录

医略十三篇

琅嬛青囊要

医林类证集要

林氏活人录汇编

罗太无口授三法

芷园素社痎疟论疏

女　科

广生编

仁寿镜

树蕙编

女科指掌

女科撮要

广嗣全诀

广嗣要语

广嗣须知

宁坤秘籍

孕育玄机

妇科玉尺

妇科百辨

妇科良方

妇科备考

妇科宝案

妇科指归

求嗣指源

坤元是保

坤中之要

祈嗣真诠

种子心法

济阴近编

济阴宝筏

秘传女科

秘珍济阴

女科万金方

彤园妇人科

女科百效全书

叶氏女科证治

妇科秘兰全书

宋氏女科撮要

茅氏女科秘方

节斋公胎产医案

秘传内府经验女科

儿　　科

婴儿论

幼科折衷

幼科指归

全幼心鉴

保婴全方

保婴撮要

活幼口议

活幼心书

小儿病源方论

幼科医学指南

痘疹活幼心法

新刻幼科百效全书

补要袖珍小儿方论

儿科推拿摘要辨症指南

外　　科

大河外科

外科真诠

枕藏外科

外科明隐集

外科集验方

外证医案汇编

外科百效全书

外科活人定本

外科秘授著要

疮疡经验全书

外科心法真验指掌

片石居疡科治法辑要

伤　　科

伤科方书

接骨全书

跌打大全

全身骨图考正

眼　　科

目经大成

目科捷径

眼科启明

眼科要旨

眼科阐微

眼科集成

眼科纂要

银海指南

明目神验方

银海精微补

医理折衷目科

证治准绳眼科

鸿飞集论眼科

眼科开光易简秘本

眼科正宗原机启微

咽喉口齿

咽喉论

咽喉秘集

喉科心法

喉科杓指

喉科枕秘

喉科秘钥

咽喉经验秘传

养　　生

易筋经

山居四要

寿世新编

厚生训纂

修龄要指

香奁润色

养生四要

养生类纂

神仙服饵

尊生要旨

黄庭内景五脏六腑补泻图

医案医话医论

纪恩录

胃气论

北行日记

李翁医记

两都医案

医案梦记

医源经旨

沈氏医案

易氏医按

高氏医案

温氏医案

鲁峰医案

赖氏脉案

瞻山医案

旧德堂医案

医论三十篇

医学穷源集

吴门治验录

沈芊绿医案

诊余举隅录

得心集医案

程原仲医案

心太平轩医案

东皋草堂医案

冰壑老人医案

芷园臆草存案

陆氏三世医验

罗谦甫治验案

周慎斋医案稿

临证医案笔记

丁授堂先生医案

张梦庐先生医案

养性轩临证医案

养新堂医论读本

祝茹穹先生医印

谦益斋外科医案

太医局诸科程文格

古今医家经论汇编

莲斋医意立斋案疏

医　史

医学读书志

医学读书附志

综　合

元汇医镜

平法寓言

寿芝医略

杏苑生春

医林正印

医法青篇

医学五则

医学汇函

医学集成

医经允中

医钞类编

证治合参

宝命真诠

活人心法（刘以仁）

家藏蒙筌

心印绀珠经

雪潭居医约

嵩厓尊生书

医书汇参辑成

罗氏会约医镜

罗浩医书二种

景岳全书发挥

新刊医学集成

寿身小补家藏

胡文焕医书三种

铁如意轩医书四种

脉药联珠药性食物考

汉阳叶氏丛刻医集二种